Homöopathie und...

Eine Schriftenreihe - ein Glasperlenspiel

Siebente Ausgabe:

Marie Curie, Steve Jobs: Zwei Genies

von Patrick C Hirsch

AF187128

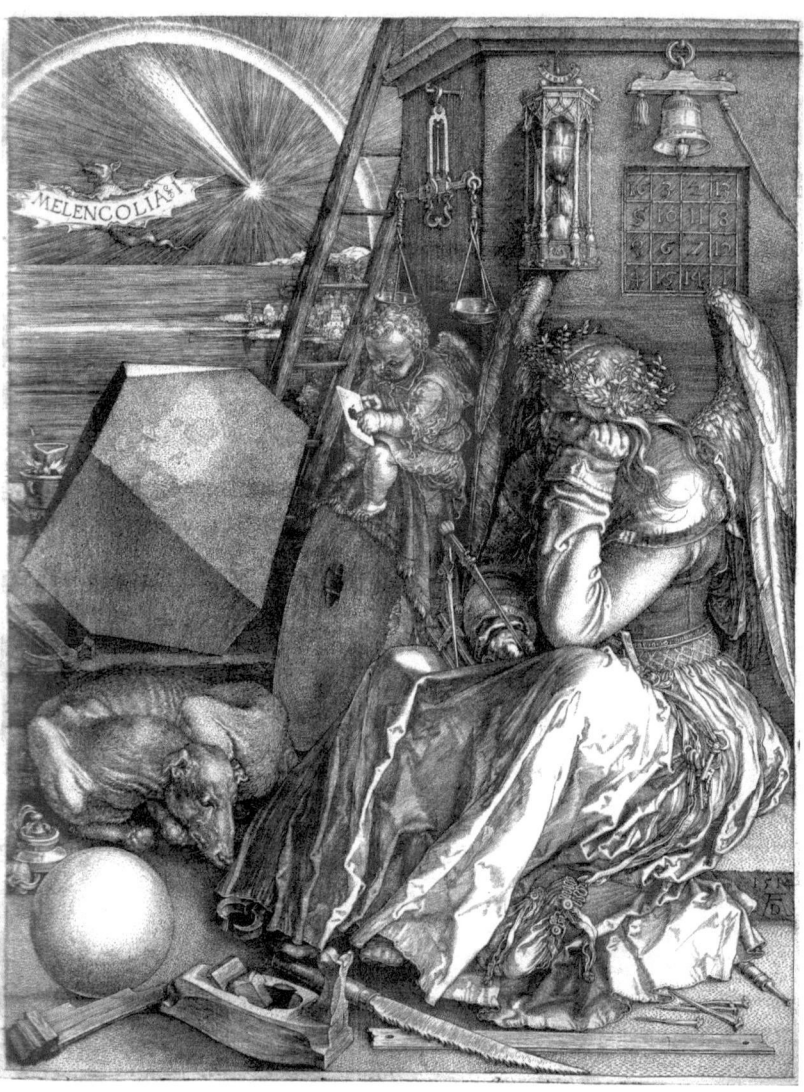

Homöopathie und...

Eine Schriftenreihe - ein Glasperlenspiel

Herausgeber: Dieter Elendt

Siebente Ausgabe, Dezember 2019

Marie Curie, Steve Jobs: Zwei Genies

Patrick C Hirsch

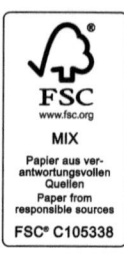

Bibliografische Informationen der Deutschen Nationalbibliothek:
Die Deutsche Nationalbibliothek verzeichnet diese Publikation in der deutschen Nationalbibliografie; detaillierte Informationen sind im Internet über <http://dnb.dbb.de> abrufbar.

Herstellung und Verlag: Books on Demand GmbH, Norderstedt
ISBN 9783750424432

Inhaltsverzeichnis

Vorwort des Herausgebers

Die Leser mögen sich auf den ersten Blick fragen, warum in einem Band dieser Schriftenreihe Marie Curie und Steve Jobs zum Thema wurden. Eine Antwort ist, dass beide geniale Dinge getan und beide die Welt verändert haben, wenn auch auf völlig verschiedene Weise. Und bei beiden war diese Veränderung nicht nur positiv. Aber ich möchte von letzterer Wertung einmal absehen. Marie Curie ist die einzige Frau (der einzige Mensch), die jemals zwei wissenschaftliche Nobelpreise in verschiedenen Fachgebieten erhalten hat (Chemie und Physik) – zu Recht, wie ich meine. Und Steve Jobs? Nun ja, er hat keinen Nobelpreis bekommen (ebenfalls zu Recht, wie ich meine), aber ein Resultat seiner Visionen tragen die meisten von uns heute in der Hosentasche (auch wenn das Produkt mittlerweile nicht von Apple, sondern von Samsung oder... oder... stammen mag). Auch ich schreibe diese Zeilen unter Benutzung eines Produktes, für das Steve Jobs verantwortlich ist.

Beide Genies sind völlig unterschiedliche Persönlichkeiten (und, wie ich meine, recht problematische Persönlichkeiten), was Patrick Hirsch herausarbeitet, und auch die in Frage kommenden homöopathischen Arzneimittel sind unterschiedlich, sogar gegensätzlich, aber irgendwie doch verwandt, geradezu komplementär.

Das reicht eigentlich schon für die Begründung, dass diese beiden Personen in einem Band betrachtet werden.

Aber ich will noch einen anderen Zugang wagen, der wesentlich assoziativ ist. Die geneigten Leserinnen mögen mir darin folgen oder nicht.

Dieser Zugang ist assoziativ und geht von einem Bild aus: Dürers "Melencolia I"), welches als Frontispiz abgebildet ist (mit einer leichten Veränderung, die mein Freund Giuliano MONTISCI vorgenommen hat).

Der Hintergrund ist die alte Meinung, dass die Melancholie besonders geniale Menschen befällt (oder andersherum, dass Melancholiker dazu neigen, Genies zu werden)[1].

Ein weiterer Hintergrund ist die (ebenfalls alte) Meinung, dass geniale Menschen in ihrer Kindheit von Mercurius regiert werden und im erwachsenen und höheren Alter von Saturn[2].

---

[1] Ausgeführt wird das z.B. im Problema XXX.1 des "Pseudo-Aristoteles" (eigentlich THEOPHRAST), im Melancholie-Buch von Robert BURTON und in neuerer Zeit auch bei George STEINER: "Warum Denken traurig macht" und in der grundlegenden Arbeit von KLIBANSKI et al. "Saturn und Melancholie".

Eben diese Zweiseitigkeit sehen wir auf dem Dürer-Bild: Das von Mercurius regierte Kind (im Original hält dieses Kind natürlich eine Schreibtafel in der Hand und kein iPad) und den melancholischen Erwachsenen. Der Autor dieses Bandes wird bei Steve Jobs klar herausarbeiten, dass er dem "puer aeternus" entspricht (und wir werden auch sehen, dass sein wahrscheinlichstes Mittel Mercurius ist). Er selbst ordnet sich in einem Zitat (auf S. 119f und S. 162) Mercurius zu, womit er nicht das homöopathische Mittel meint, sondern das Symbol.

Es ist zu fragen, ob Marie Curie von der Symbolik her dann womöglich Saturn entsprechen könnte. Ich denke, dass etwas daran ist. Man sieht sie auf mehreren Bildern in der typischen Melancholiker-Pose, die wir auch bei dem Melancholie-Engel auf Dürers Bild sehen: Den Kopf auf die Hand gestützt.

Diese Pose bedeutet nach KLIBANSKI et al. nicht nur Traurigkeit, sondern auch Müdigkeit und schöpferisches Denken. Alle drei Zuschreibungen treffen über weite Strecken auf Marie Curie zu. Wir sehen sie auf den meisten Fotos in Schwarz oder Grau gekleidet, in die Farben der Melancholie.

Die Erdverhaftung der "Saturnkinder" scheint mir auch vorzuliegen. Sie wird nie ihre Bindung an Polen vergessen. Mercurius hingegen ist Kosmopolit.

Und können wir uns etwa Steve Jobs vorstellen, wie er eine Tonne Pechblende verarbeitet, um ein paar Milligramm Polonium und Radium zu gewinnen? Ich kann es nicht. Für ihn muss es immer gleich der große Wurf sein. Die Mühen der Ebene sind nichts für ihn.

Die Leichtigkeit von Steve Jobs scheint mir bei Marie Curie fast völlig zu fehlen. Denken wir dann bei Marie Curie an Blei, das Metall, das traditionell dem Saturn zugeordnet wird? Man könnte tatsächlich daran denken. In Patrick C HIRSCHs Beschäftigung mit Marie Curie wird ein anderes Mittel präferiert.

Das alles sind aber nur Assoziationen. Anhand der Biografien und der Arzneimittelbilder wird in diesem Band Patrick seine Analyse vornehmen, und wie ich meine, auf gründliche Art und Weise.

Fasziniert sind aber wir beide – Patrick und ich – von beiden so gegensätzlichen Personen – Marie und Steve.

Dieter Elendt, November 2019

Vorwort des Autors

Zwei Essays zu Marie Curie und Steve Jobs

2017 hielt ich im Rahmen der Germeröder Homöopathie-Tage ein Seminar zu Steve Jobs. Als "Apple-Jünger" faszinierte mich die Person ungemein. Besonders inspirierte mich 1997 seine "Think different"-Kampagne. "Think different" wurde zu einem wichtigen Bestandteil meines Lebens, sowohl äußerlich, als auch innerlich.

Mit Erscheinen der Biografie von ISAACSON war mir klar, dass eine intensive homöopathische Beschäftigung mit Steve Jobs unausweichlich war.

Betrachtet man die Personen, die in dem "Think different"-Spot (zu sehen bei YouTube) vorkommen, fällt auf, dass Marie Curie dort sehr gut hineingepasst hätte (Albert Einstein ist zu sehen).

Das Faszinierende an Marie Curie (der entsprechende Vortrag fand 2018 wieder in Germerode statt) sind nicht nur ihre selbstlose Hilfe im 1. Weltkrieg, ihre Entdeckungen und ihre Nobelpreise, sondern auch das, was sie mit unbeugsamem Willen gerade als Frau zur Jahrhundertwende (im Grunde war sie eine bedeutende Frauenrechtlerin) in Europa möglich werden ließ.

Steve Jobs war sicherlich von dem Genie Marie Curies fasziniert, allein durch die Tatsache, Unmögliches möglich gemacht zu haben.

Patrick C Hirsch, November 2019

Marie Sklodowska-Curie (1867-1934)

Man muss nur Fantasie haben
Und das Unmögliche wollen.

Maria Sklodowska (1891)

Klugheit kennt kein Geschlecht!

Marie Curie (1907)

Polonium ist da! Ich bin glücklich, aber völlig erschöpft.

Marie Curie (7.Juli 1898)

Es geht um das Unmögliche, welches möglich gemacht werden soll, mit Klugheit und bis zur völligen Erschöpfung. Das bedeutet für Marie Curie Glück. Es braucht Fantasie, Ausdauer und eine gehörige Portion Fanatismus dazu.

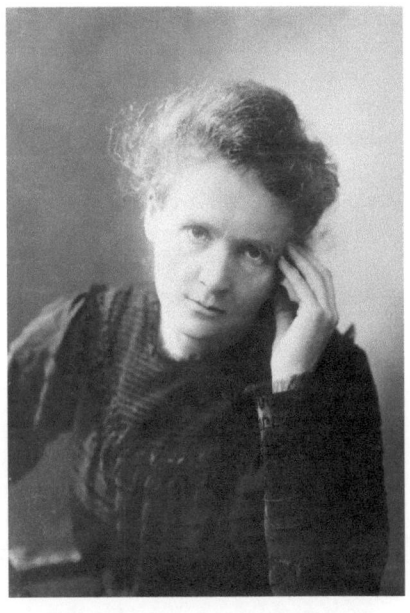

Am 7. November 1867 wird Maria Salomea Sklodowska als jüngstes von fünf Lehrerkindern in einem Schulgebäude in der Fretastraße von War-

9

schau geboren. In der Schwangerschaft, so schreibt Maria, die in ihrer Kindheit den Spitznamen Mania (ob die Familie dabei unbewusst an Manie gedacht hat?) trägt, erkrankt ihre Mutter Bronislawa an Tuberkulose. Anderslautend ist Maria laut ihrer Biografin Susan QUINN vier Jahre alt, als ihre Mutter erkrankt.

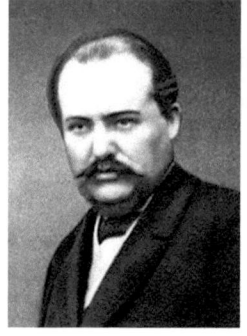

Ihr Vater Wladislaw (1832-1902), Lehrer für Physik und Mathematik, kümmert sich somit um die Gesundheit der Kinder und deren körperliche Entwicklung (inklusive allabendlicher Leibesübungen). Des Weiteren ist er ganztägig als Lehrer auch für die Familie tätig. Ganz unter dem Motto „Wissen ist Macht" regiert er auf seine Weise seine Familie. So wachsen die Kinder wohl ganz ohne körperliche Gewalt auf, was in jener Zeit außergewöhnlich ist. Allerdings werden Auseinandersetzungen von elterlicher Seite mit Schweigen bestraft, dass mindestens zwei Tage andauert. Dies gleicht psychischer Gewalt.

Alles folgt im Hause Sklodowski strengen Zeitplänen, selbst die Freizeit der Kinder ist dem Lernen gewidmet. *Das Spielen ist ein Lernen und das Lernen ein Spiel",* schreibt QUINN.

Wladislaw Sklodowski *hatte die seltene Gabe, Dichtung und Prosa gleichermaßen schön zu lesen [...] seine Stimme war tief und warm, vollkommen ungekünstelt,* erinnert sich der 1863 geborene Bruder Jozef, der später Arzt werden sollte.

Als polnischer Nationalist liest er seiner Familie fast jeden Abend Worte der großen exilierten romantischen polnischen Dichter, wie z.B. MICKIEWICZ, KRASINSKI oder SLOWACKI vor.

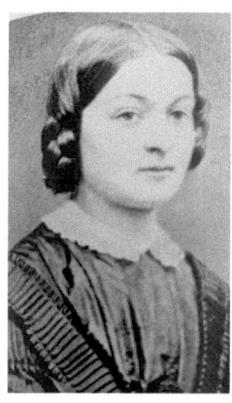

Die Mutter Bronislawa Marianna (1835-1878), Direktorin einer Mädchenschule, tiefgläubige Katholikin, ist entschlossen, ihren Kindern die Liebe zu Gott und zu Polen zu vermitteln. Sie hat für ihre Zeit sehr fortschrittliche Ansichten zur Rolle der Frau in der Gesellschaft. Nachdem sie ihren Beruf als Lehrerin aufgegeben hat, beschließt sie zu sparen. So fertigt sie z.B. die Schuhe für ihre Familie selbst an. Diese Bereitschaft, zusätzlich zu geistigen Tätigkeiten wie Lesen und Vorlesen auch die Bedeutung körperlicher Arbeit, wie Garten- und Handarbeit zu vermitteln, erklärt wahrscheinlich Marias spätere fanatische Ausdauer und ihren Fleiß bei der Laborarbeit.

Ich denke daran mit großer Rührung [...] denn es zeigt die wahrhaft demokratische Natur meiner Eltern-sie waren sich für keine Form von körperlicher Arbeit zu gut, nicht einmal für eine so niedrige Tätigkeit wie die eines Schusters.
So erinnert sich ihr Bruder Jozef.

Beide Eltern sind stolze, nationalistische Polen und wehren sich gegen die russischen Invasoren der Zeit, allerdings nicht aktiv, aber dennoch im Hintergrund. Schon die achtjährige Marie schreibt in ihrem Tagebuch:

Ich hasse den russischen Zaren. Vater hat beim Abendessen gesagt, dass er niemals vor den Russen buckeln wird. Vater verlor seine Arbeit. Weil er nicht buckeln wollte. Und wir mussten wieder umziehen. Raus aus der schönen Wohnung. Ich werde trotzdem nie buckeln. Das nehme ich mir ganz fest vor! Nie, nie, nie!

„GEMÜT - REBELLISCH" und „GEMÜT - ANARCHIST" wären hier passende Rubriken.
Bei Anarchismus geht es hier mehr um die stille Variante, es geht um Veränderungen, die ein Staatssystem innerlich aushöhlen und dann zum Fall bringen. Die aktive, gewaltbereite Variante der Anarchie (die revolutionäre) wird überwiegend durch Mercurius und vielleicht auch Argentum nitricum geprägt, die geistige, zurückhaltende (die rebellische halt) durch Causticum und Carcinosinum.

Causticum beschränkt sich in der Regel auf Dispute und auf Aktionen, die anderen helfen, am Rande der Legalität oder jenseits der Grenze verlaufen. Es geht um tätige Hilfe für andere Menschen.
D. ELENDT in seiner "Psychodynamik..." (Band 4).

Die Zeit der Ferien verbringen die Sklodowski-Kinder überwiegend auf dem Land bei Verwandten.

Die Ferien waren stets besonders angenehm. Wir konnten uns der strengen polizeilichen Überwachung in der Stadt entziehen, indem wir bei Verwandten und Freunden auf dem Lande Zuflucht suchten. Dort verlief das Leben frei, in alter ländlicher Weise; dort erwartete uns das Herumlaufen im Walde und die fröhliche

Beteiligung an landwirtschaftlicher Arbeit auf den weiten Feldern und Wiesen.
Marie CURIE in ihrer späteren Selbstbiografie.

Die Suche nach Freiheit, nach Eigenständigkeit, die Freiheit des Willens und die Liebe zur Natur prägen dieses Zitat[3].
Zuflucht zum Lande könnte mit der Rubrik *„GEMÜT - LAND - Verlangen, nach Landleben; auf dem Land zu sein"*, oder mit *„GEMÜT - FLIEHEN, VERSUCHT ZU"* verknüpft werden.
Die beiden Rubriken *„GEMÜT - NATUR − liebt"* und *„GEMÜT - LIEBE - Familie; die"* sind bei der jungen Marie schon wichtig und sollen es ihr ganzes Leben auch bleiben.
Auf dem Land lernt Maria zu reiten, sie liebt Tiere *(„GEMÜT - TIERE - liebt Tiere, Tierliebe")*.

1875 beginnt sie ihr Tagebuch zu schreiben. An ihrem achten Geburtstag schreibt sie:

Ich vergesse nichts. Ich kann besser lesen als meine großen Geschwister. Und einen Tag später: Ich kann nicht nur gut schreiben und lesen, ich kann auch gut rechnen.

„GEMÜT - LESEN − Verlangen" und *„GEMÜT - SCHREIBEN - Verlangen nach"* sowie
„GEMÜT - MATHEMATIK - Begabung zur" wären die entsprechenden Rubriken.
Eine weitere, sehr gut passende Rubik ist: *„GEMÜT - FRÜHREIFE, ALTKLUGE KINDER".* Auch die Rubriken *„GEMÜT - KONZENTRATION - gut, aktiv"* und *„GEMÜT - INTELLIGENT"* passen.

Ich möchte auch Trost und Hilfe sein. Ma fehlt mir sehr. Ich weine, wenn es keiner sieht.

Das schreibt sie, als ihre Mutter zusammen mit ihrer ältesten Schwester Zofia zur Kur in Nizza ist.

---

[3] Leider führt die Rubrik *„GEMÜT - FREIHEIT - Verlangen nach"* nur zu den Querverweisen *„GEMÜT - KONFORMISMUS"* und *„ GEMÜT - ZÜGELLOSIGKEIT, SEXUELLE AUSSCHWEIFUNG".* Bei letzterer handelt es sich wohl um einen Fehler, der Querverweis bezieht sich auf die Rubrik *„GEMÜT - FREIZÜGIGKEIT"*

*„GEMÜT - MITGEFÜHL, MITLEID", GEMÜT - GEFÜHLE, EMOTIO-
NEN, GEMÜTSBEWEGUNGEN - unterdrückte"* und *„GEMÜT - ERFÜL-
LEN ZU MÜSSEN; GLAUBT, DIE WÜNSCHE ANDERER"* sind hier die
passenden Rubriken.

In der frühen Schulzeit ist Maria die *Jüngste und Kleinste*, aber auch die
mit Abstand Klügste, die u.a. am besten russisch spricht.

> *Es waren für mich harte Proben, da ich sehr schüchtern war. Ich
> hatte dann immer Lust, davonzulaufen und mich zu verstecken.
> [...] Ich wollte immer meine kleinen Arme heben, um mir die Leute
> vom Leib zu halten, und manchmal, muss ich gestehen, wollte ich
> sie auch heben wie eine Katze ihre Tatzen, nämlich um zu kratzen!*

Selbst kleine Ereignisse lösen in ihr wahre Gefühlsstürme aus. Hier wäre
die Rubrik *„GEMÜT - REIZBARKEIT, GEREIZTHEIT - Kleinigkeiten,
durch"* zu verwenden.

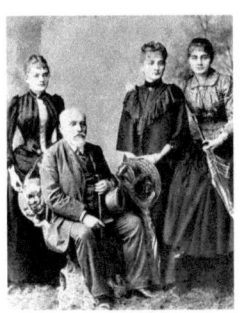

1876 stirbt ihre älteste Schwester Zofia (welche
Trost und Hilfe für die Mutter war) an Typhus.
Marie beginnt an Gott zu zweifeln, will früh (als
Neunjährige) schon Wissenschaftlerin werden. Ihr
Bruder Jozef und ihre Schwester Bronia werden
sich für den Beruf des Arztes bzw. der Ärztin ent-
scheiden, sicherlich auch wegen des Verlustes ihrer
Schwester und des Todes ihrer Mutter an Tuberku-
lose im Mai 1878.

> *In der Kirche habe ich stumm mit Gott gesprochen. Ich war wü-
> tend, traurig, vorwurfsvoll und habe immer wieder gefragt: Wa-
> rum? Warum Zosia, warum meine Ma? Ich konnte Gott nicht
> erreichen. [...] Nur in meinem Herzen ist so eine Kälte und Fins-
> ternis, die nicht weichen will.*
> Marie nach Zofias Tod

> *Oft saß sie in irgendeiner Ecke und weinte. Niemand konnte ihren
> Tränen Einhalt gebieten,*
> so ihre Schwester Helena über jene Zeit

„GEMÜT - KUMMER, TRAUER – langanhaltend" und *„GEMÜT - WEI-
NEN – heftig"* sind die passenden Rubriken.

Der Tod der Mutter wird offensichtlich durch Leistung kompensiert. Alle Sklodowski-Kinder fallen durch Leistung und sehr gute Noten in der Schule auf und studieren später. Maria ist es aber, die diesen Leistungsgedanken ins Extrem umsetzt.

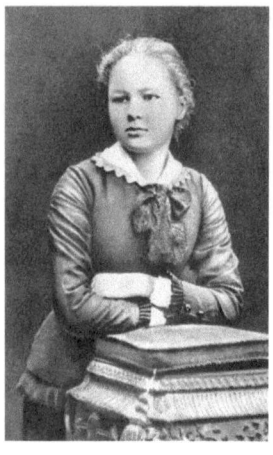

„GEMÜT - LERNEN - Verlangen zu lernen", „GEMÜT – NEUGIERIG" und „GEMÜT - STUDIEREN, LERNEN - einfach, fällt leicht" sind mögliche Rubriken.

Sie idealisiert ihre Mutter nach dem Tod rasch. Marias Unabhängigkeitsstreben und ihr Idealismus sind laut Aussage ihrer Schwester Helena stark entwickelt.
1883 schließlich schließt sie als Klassenbeste mit der Goldmedaille ihre gymnasiale Schullaufbahn ab.

Die ausführliche Zwischenrepertorisation der wichtigsten Symptome bis zur Jugend von Maria Sklodowska sieht folgendermaßen aus[4]:

1	GEMÜT - REBELLISCH	5
2	ALLGEMEINES - FAMILIENGESCHICHTE VON - Tuberkulose	20
3	GEMÜT - FLEIßIG	158
4	GEMÜT - FLIEHEN, VERSUCHT ZU	110
5	GEMÜT - NATUR - liebt	23
6	GEMÜT - TIERE - liebt Tiere, Tierliebe	36
7	GEMÜT - LIEBE - Familie; die	32
8	GEMÜT - LESEN - Verlangen	18

---

[4] Alle Repertorisationen von Marie Curie wurden mit dem Programm "Radar Opus" vorgenommen. Bei Steve Jobs wurde hingegen Radar 10 verwendet. Daraus erklärt sich die unterschiedliche Typografie.

9	GEMÜT - MATHEMATIK - Begabung zur	12
10	GEMÜT - FRÜHREIFE, ALTKLUGE KINDER	37
11	GEMÜT - INTELLIGENT	23
12	GEMÜT - KONZENTRATION - gut, aktiv	88
13	GEMÜT - GEFÜHLE, EMOTIONEN, GEMÜTSBEWEGUNGEN - unterdrückte	26
14	GEMÜT - BESCHWERDEN DURCH - Tod von geliebten Personen - Eltern oder Freunde, der	25
15	GEMÜT - WEINEN - heftig	13
16	GEMÜT - TRAURIGKEIT - Schicksalsschläge; durch	17
17	GEMÜT - MITGEFÜHL, MITLEID	99
18	GEMÜT - KUMMER, TRAUER - langanhaltend	9
19	GEMÜT - SCHÜCHTERNHEIT, ZAGHAFTIGKEIT	222
20	GEMÜT - REIZBARKEIT, GEREIZTHEIT - Kleinigkeiten, durch	132
21	GEMÜT - IDEALIST	8

	caust.	phos.	carc.	ign.	lach.	nat-m.	sulph.	calc.
	1	2	3	4	5	6	7	8
	16	15	14	13	13	13	13	12
	26	21	17	22	18	17	16	19
1	3		2					
2		1	1				1	
3	1	1	1	2	2	1	1	1
4	1	1		1	1		1	
5	1	1	1					
6	1	1	1	1	2	1	1	1
7	2	1	1	1	1	1	1	2
8			1				1	2

	caust.	phos.	carc.	ign.	lach.	nat-m.	sulph.	calc.
	1	2	3	4	5	6	7	8
	16	15	14	13	13	13	13	12
	26	21	17	22	18	17	16	19
9					1			
10		1	1	1	3	1	1	2
11		1	1		1		1	1
12	1	2		1	1	1	1	1
13	1		1	2		1		
14	3			4	1	1		1
15	1	1				1		
16	1	1		2	2	1	2	2
17	2	3	3	2	1	2	1	1
18	1	1	1			2		
19	2	3	1	2	1	2	3	3
20	2	2	1	1	1	2	1	2
21	3			2				

Causticum und Phosphor führen diese Repertorisation an, gefolgt von Carcinosinum. Es finden sich Mittel aller Miasmen. Carcinosinum erklärt sich m.E. durch den frühen Verlust der Mutter und Schwester.

Die Psora, die durch die Mittel Calcium carbonicum und Sulphur deutlich wird, ist bei Marie Curie eher gesund verlaufen. Bei reichlich elterlicher Zuwendung konnte sich das kindliche Ich gut entwickeln. So finden wir auch durchaus hochmütige Aspekte der kleinen Marie, die schon sehr früh spürt, dass sie klüger als ihr Umfeld ist. Und obwohl ihre Geschwister wahrscheinlich alle hochbegabt sind, übertrifft sie diese auch noch. Auch merkt sie als Jugendliche, dass sie Lehrern und Erwachsenen gegenüber überlegen ist.

So entwickelt sich ein relativ stabiles, autonomes Ich, welches von dem Wunsch nach Selbstbestimmung und Freiheit geprägt ist. Die von der Mutter vorgelebte Gleichberechtigung der Frauen wird in idealistischer Art und Weise von ihr fortgeführt. Von elterlicher Seite früh geprägt, kann sie sich schon in jungen Jahren gegen das russische Regime still auflehnen und wird zur überzeugten Nationalistin. Auch wehrt sie sich gegen das herrschende Dogma der Zeit, dass Frauen in den Haushalt gehören, erfolgreich. So kann sich ihr Kindheitstraum verwirklichen, als erste Frau in die Wissenschaft einzutreten.

Phosporus und Natrium muriaticum folgen als Mittel der Tuberkulinie (ich benutze in dieser Studie das Miasmen-Modell von ELENDT 2004), Lycopodium als Mittel der Sykose und Causticum als Mittel des sykotisch-syphilinischen Übergangs (laut ELENDT), sowie Lachesis als klassisch syphilinisches Mittel.

Dass Causticum in dieser relativ großen Repertorisation an erster Stelle erscheint, ist für mich gut nachvollziehbar. Das Kind Marie erlebt eine kurze Psora, eine kurze Tuberkulinie (siehe unten) und geht rasch in die Sykose. M.E. handelt es sich um eine überwiegend sykotische Familie, in welcher Regeln, Normen und Struktur eine sehr wichtige Rolle spielen. Es ist aber keine Mitläuferfamilie, es finden sich durchaus rebellische Familienmitglieder in der Großfamilie. Es lassen sich durchaus auch syphilinische Anteile erkennen. Causticum findet sich dreiwertig in der recht kleinen Rubrik *„GEMÜT - IDEALIST"*. Der Familie Sklodowski geht es nicht um aktive Revolution. Die Revolution findet im Familienkreis, in den Köpfen statt. Und genau das wird den Kindern vorgelebt.

Natur, Tiere und Familie sind sehr wichtig. Wissen, Kultur und Künste (die Mutter war sehr musikalisch, genau wie Marie Curies Tochter Ève) werden täglich vermittelt. Ehrgeiz, Pflicht und Leistung prägt das Leben der Sklodowskis täglich.

Eine besonders wichtige Rubrik in obiger Repertorisation ist *„GEMÜT - BESCHWERDEN DURCH - Tod von geliebten Personen - Eltern oder Freunde, der"*. Die Verluste von Schwester und insbesondere der geliebten Mutter, der sie sich aufgrund der Tuberkulose eigentlich zeitlebens nie körperlich nähern durfte (vielleicht: *„GEMÜT - BESCHWERDEN DURCH - Ablehnung, Zurückweisung"*), sprechen sehr für Causticum. Hier hat auch das für Causticum so charakteristische Mitleid und Mitgefühl seine Basis. Die typische Hilfsbereitschaft von Causticum ist schon der ältesten Schwester Zofia in den Schoß gelegt worden. Uneigennützige Hilfsbereitschaft begleitet Marie Curies weiteres Leben und wird unten genauer besprochen.

Nachdem Maria Sklodowska 1883 mit 15 Jahren Abitur gemacht hat, stellt sich die Frage, wie es weitergehen soll. Laut dem Tagebucheintrag vom 17. Juni gibt es drei Möglichkeiten:

1. In Paris oder St. Petersburg studieren
2. Lehrerin an einer Privatschule werden
3. Heiraten

Nur Möglichkeit 1. kommt für sie in Frage. Da sie aber erst 15 Jahre jung ist, beschließt der Vater, dass sie mindestens ein Jahr auf dem Land verbringen solle und alle intellektuellen Bestrebungen ruhen müssen.
Kurz darauf besteigt sie den Zug, um zu ihren Verwandten in den Süden (Zwola) zu ziehen. Hier erlebt sie in fröhlicher Ausgelassenheit ein dem Alter angemessenes Jahr mit einer "schier endlosen Folge durchtanzter Nächte". So schreibt sie ihrer Freundin Kazia:

> *Immer sind viele Leute da, und es herrscht Freiheit, Gleichheit und Unabhängigkeit, wie du es dir kaum vorstellen kannst.*
> *Manchmal lache ich heimlich und betrachte meinen Zustand der vollkommenen Verblödung mit tiefer Zufriedenheit.*

In ihren Briefen und im Tagebuch paaren sich tiefe Traurigkeit, Verzweiflung, Empörung und Freude.

> *[...] Wir machen alles, was uns einfällt, mal schlafen wir nachts, mal am Tage, wir tanzen und machen überhaupt solche Dummheiten, dass wir es manchmal verdienten, ins Irrenhaus geschickt zu werden.*
> 15. Juni 1884; Brief an Kazia:

Dieses Jahr beschreibt nur allzu deutlich die Tuberkulinie.

> *Es ist gut, wenn der Mensch wenigstens einen solchen verrückten Sommer in seinem Leben gehabt hat.*
> Das schreibt ihre Schwester Helena.

Aber auch die warnende Sykose (indem sie von jugendlichen „Dummheiten" schreibt, unterliegt sie schon früh den Gesetzen der Erwachsenenwelt) lässt sich schon gut erkennen.
Zurück in Warschau schreibt sie am 8. Oktober 1884 (mit 16 Jahren) den Namen Pierre Curie, den Entdecker der Piezoelektrizität und späteren Ehemann, in ihr Tagebuch. Immer deutlicher und klarer wird der Wunsch nach einer universitären Ausbildung in Naturwissenschaft, am besten in Paris. Und genau das planen auch die Schwestern. Der Bruder Jozef stu-

diert bereits Medizin in Warschau, wo ein Hochschulstudium für Frauen nicht möglich ist.
1882, als Maria noch am Gymnasium weilt, wird in Warschau eine Akademie für höhere Bildung für Frauen, genannt die „Fliegende Universität", gegründet. Dieser tritt sie nach abgeschlossenem Abitur rasch bei.

Habe mich einer Gruppe von Positivisten angeschlossen, um meinem Vaterland Polen zu helfen. [...] Zusammen mit Bronia sind wir an Vorlesungen der Fliegenden Universität zugelassen und bilden uns weiter in Anatomie, Naturgeschichte und Soziologie. Heimlich muss das geschehen. Entdeckt man uns, droht Gefängnis.

1	GEMÜT - REBELLISCH	5
2	GEMÜT - UNGERECHTIGKEIT; ERTRÄGT KEINE	64
3	GEMÜT - IDEALIST	8
4	GEMÜT - LUSTIG, FRÖHLICH - abwechselnd mit - Traurigkeit	15
5	GEMÜT - PROTESTIERT, ERHEBT EINSPRUCH	7
6	GEMÜT - TANZEN - amel.	15

	caust.	sep.	carc.	ign.	plat.	chin.	nat-m.	phos.
	1	2	3	4	5	6	7	8
	6	4	3	3	3	2	2	2
	13	6	6	6	4	3	3	3
1	3		2					
2	3	1	3	2	1	1	2	1
3	3			2	2	2		
4	1	1			1			2
5	2	1						
6	1	3	1	2			1	

Neben Causticum folgt Sepia an zweiter Stelle, das ja auch für sein Freiheitsstreben bekannt ist. Und Carcinosinum liegt dem Ganzen aufgrund des Verlustes von Schwester und Mutter zugrunde. Weitere tuberkulinische Mittel, die zum Alter passen, folgen auf den Plätzen.

Damit ihre ältere Schwester Bronia und sie selbst in Paris studieren (Bronia will Medizin studieren) können, schließen die beiden Frauen eine Art Pakt, in dem sie sich gegenseitig dazu verpflichten, das Studium der jeweiligen Schwester zu finanzieren. Maria will Geld als Haushälterin und Lehrerin verdienen und nach dem Studium Bronias wird selbige das Geld für das Studium der Naturwissenschaft Marias zurückzahlen.

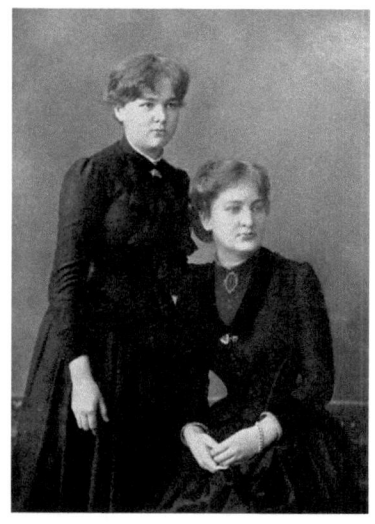

Zuvor lässt sie sich mit ihrer Schwester fotografieren, das Bild schenken sie ihrer Freundin und Positivistin aus der Fliegenden Universität Bronislawa Piasecka mit den Worten: *Für eine ideale Positivistin von zwei positivistischen Idealistinnen.*
Nachdem sie Ende 1885 ihre erste Stelle als Gouvernante bei einer Anwaltsfamilie in Warschau abbricht (abfällig und hochmütig rechnet sie mit „diesen Menschen" in einem Brief an ihre Cousine Henrietta ab), beginnt sie 1886 pflichtbewusst eine Stelle bei der Familie Zorawski, ca. 80 km nördlich von Warschau. Die nächsten fast dreieinhalb Jahre wird sie hier verbringen, ein regelmäßiges Gehalt dabei verdienen und monatlich ihrer Schwester Bronia 20 Rubel überweisen.

Zu der Zeit als Hauslehrerin wird sie später in ihrer Selbstbiografie schreiben, dass es dabei Augenblicke gab, die zu den bittersten ihres Lebens gehörten. Doch anfangs geht es ihr dort sehr gut. Äußerst pflichtbewusst, wie sie es gelernt hat, geht sie ihrer Tätigkeit als Lehrerin von zwei jüngeren Mädchen des Hauses nach. Trotzdem hat sie Heimweh, wie sie schreibt.
Das prägendste und sicherlich auch verstörendste Ereignis findet allerdings mit dem Sohn des Hauses Kasimir am 2. August 1886 statt.

Ich bin so unendlich glücklich. Vorgestern Nacht, die Kulisse wie in einem Kitschroman: Mondlicht, ein kleiner See, kein Lufthauch zu spüren, und er: Komm Maria, lass uns baden [...] Nicht weit vom Rand entfernt, eine tiefe Stelle, ich fühlte plötzlich keinen Grund mehr unter meinen Füßen, erinnerte mich erst wieder, als ich am Ufer lag, er mein Gesicht streichelte, mein Haar und dann geschah es, was ich nicht in Worte fassen kann, worüber ich auch nie sprechen, auch nicht schreiben werde [...] Mit einer einfachen Frage löste er die Gleichung mit den vielen Unbekannten. Und ich antwortete überglücklich: Ja, ja, ja, mein Liebster, ich will dich heiraten!

Und am 14. August schreibt sie: *Die Freude ist nicht ewig und mein Kummer unendlich. Nie wieder werde ich einem Mann trauen, wenn er von seinen Gefühlen zu mir spricht. [...] Eine Gouvernante heiratet man nicht!*

Diese Kränkung (die Familie verbietet ihrem Sohn die Hochzeit mit der Gouvernante Maria) wird nur schwer zu verkraften sein und eigentlich ist sie erst 1895 mit der Hochzeit mit Pierre Curie überwunden. Zuvor muss Pierre Curie ganz langsam wieder Vertrauen in Männer in ihr aufbauen, um diese tiefe Kränkung zu beseitigen.

1	GEMÜT - BESCHWERDEN DURCH - Liebe; enttäuschte	57
2	GEMÜT - UNTRÖSTLICH	55
3	GEMÜT - PESSIMIST	45
4	GEMÜT - BESCHWERDEN DURCH - Kränkung, Demütigung	79

	nat-m.	staph.	nux-v.	caust.	ign.	aur.	plat.	acon.
	1	2	3	4	5	6	7	8
	4	4	4	4	3	3	3	3
	11	9	7	6	10	6	6	5
1	4	3	1	2	4	3	3	1
2	2	1	2	2	3		2	2

	nat-m.	staph.	nux-v.	caust.	ign.	aur.	plat.	acon.
	1	2	3	4	5	6	7	8
	4	4	4	4	3	3	3	3
	11	9	7	6	10	6	6	5
3	2	1	2	1		1		
4	3	4	2	1	3	2	1	2

Die Jahre 1887 und 1888 zeigen eine überwiegend schwer melancholische Maria, die ihre tiefe Traurigkeit nach außen zu verbergen weiß. In ihrem Tagebuch und Briefen wird die ganze Tragweite ihrer Verzweiflung deutlich.
So schreibt sie z.B.

> [...] *Meine Zukunftspläne? Ich habe keine* [...]

oder in einem Brief an Jozef:

> [...] *denn da ich nun für mich jede Hoffnung verloren habe, etwas zu werden, konzentriert sich mein ganzes Streben auf Bronia und dich.* [...] *Je hoffnungsloser ich für mich bin, desto mehr erhoffe ich für euch* [...]

„GEMÜT - TRAURIGKEIT – trübsinnig" und „GEMÜT - SORGEN; VOLLER - andere, um" wären entsprechende Rubriken.
Sorge bezieht sich z.B. auf Bronias Studium, aber auch auf die Tatsache, dass ihr Bruder in einer Kleinstadt praktizieren könnte, was sie als kleingeistig empfindet.
Ein wenig später schreibt sie an ihrem 20. Geburtstag:

> *Ich habe gelacht und gesungen mit meinen Schülern und mich tausendmal bedankt und niemand wird gemerkt haben, dass ich mich dabei so elend und einsam wie noch nie gefühlt habe.*

„GEMÜT - FROH - abwechselnd mit – Traurigkeit"

Am 25. Oktober 1888 schreibt sie:

Was mich betrifft so bin ich sehr heiter - und oft genug verberge ich hinter einem Lachen meinen völligen Mangel an Heiterkeit. Das habe ich nämlich gelernt: Menschen, die alles so stark empfinden wie ich und nicht imstande sind, diese Veranlagung zu ändern, müssen sie wenigstens so gut wie möglich verheimlichen.

„GEMÜT - GEFÜHLE, EMOTIONEN, GEMÜTSBEWEGUNGEN – unterdrückte"
und „GEMÜT - GEHEIMNISTUERISCH, VERSCHLOSSEN".

1	GEMÜT - TRAURIGKEIT - trübsinnig	88
2	GEMÜT - SORGEN; VOLLER - andere, um	26
3	GEMÜT - FROH - abwechselnd mit - Traurigkeit	76
4	GEMÜT - GEFÜHLE, EMOTIONEN, GEMÜTSBEWEGUNGEN - unterdrückte	26
5	GEMÜT - GEHEIMNISTUERISCH, VERSCHLOSSEN	45

	caust.	ign.	staph.	lyc.	nat-m.	phos.	zinc.	carc.
	1	2	3	4	5	6	7	8
	5	4	4	4	4	4	4	4
	8	7	6	5	5	5	5	4
1	2	2		1	1	1	2	
2	2	2	1			1	1	1
3	2	1	1	1	2	2	1	1
4	1	2	3	1	1			1
5	1	2	1	2	1	1	1	1

Nachdem sie im März 1889 ihren Posten in Szczuki beendet hat, erfährt sie voller Zukunftsbegeisterung von der Verlobung ihrer Schwester Bronia in Paris. Trotz der Freude darüber denkt sie aber auch über sich selbst und ihre Erfahrungen mit Männern nach:

Liebe wird für mich ewig ein Fremdwort bleiben [...] Eine Gouvernante heiratet man nicht!

Auf die Einladung ihrer Schwester nach Paris reagiert Maria am 12. März 1890 völlig verfinstert, voller Zweifel an sich selbst, gepaart mit dem Wissen um Hilfsnotwendigkeiten für ihren Vater und ihre Schwester Helena. Möglicherweise ist die enttäuschte Liebe zu Kasimir der Grund für diesen düsteren Brief, denkbar wäre aber auch die Furcht, nach Paris zu verreisen, Furcht vor Veränderungen.

Die Sorge um ihren Vater, um Jozef und Hela war nicht Selbstlosigkeit, sondern die Grundlage ihres Selbstverständnisses.
so QUINN.

„GEMÜT - SORGEN; VOLLER - Verwandte, um"

Heimweh wird oben schon als Symptom bezeichnet. Möglicherweise wäre Maria Sklodowska ohne die Einladung Bronias aufgrund dieses Heimwehs nicht nach Paris gefahren und hätte sich nicht an der Sorbonne immatrikuliert.

Und letztendlich braucht sie Bedenkzeit um sich zu entscheiden. Die Jahre 1890/1891 verbringt sie mit ihrem Vater in Warschau.

Gemeinsam verbrachten wir nun ein sehr schönes Jahr. Er befasste sich ein wenig mit literarischen Arbeiten, während ich durch Privatstunden Geld verdiente und mich weiterbildete.

In diesem Jahr bekommt sie zum ersten Mal die Möglichkeit, in dem Labor ihres Cousins zu arbeiten. Hier bilden sich ihre autodidaktischen Fähigkeiten weiter aus, und ihre Meinung, dass experimentelle Forschung in Physik und Mathematik (später auch Chemie) das Richtige für sie sei, festigt sich.
Im September 1891 kommt es dann zur Überwindung bzw. letztendlichen Klärung der Beziehung zu Kasimir, den sie fast vier Jahre zuvor kennengelernt hatte.

Er faselte von Freude, Liebe, Sehnsucht, Schmerz ... wäre vielleicht sogar wieder auf die Knie gesunken, aber ich erwachte aus meiner Lethargie und meine Verachtung muss ihm aus den Augen entgegengesprungen sein, denn er wich erschrocken zurück. Ich konnte

24

mein Zittern bekämpfen und ging an ihm vorbei, den steinigen Pfad hinauf. Noch so eine Begegnung halte ich nicht aus. Paris könnte Lösung und Erlösung werden. Ein anderer Ausweg bleibt nicht. Paris [...]

„GEMÜT - VERWEILT - vergangenen unangenehmen Ereignissen; bei" könnte hier genommen werden.

Nun ist die Entscheidung fast anderthalb Jahre nach der ersten Einladung ihrer Schwester gefallen, eine Woche später schreibt sie einen fiebrigen Brief an Bronia in Paris, in dem sie demütig ums Willkommen bittet.

Ihr könnt mich unterbringen, wo ihr wollt, ich werde euch nicht zur Last fallen, ich verspreche, dass ich euch weder Sorgen noch Unordnung machen werde. Ich beschwöre dich, antworte mir, aber ganz aufrichtig!

Einen Monat später wird sie im Zug nach Paris sitzen.

Eine Repertorisation der Jahre 1890/1891 sieht folgendermaßen aus:

1	GEMÜT - BESCHWERDEN DURCH - Kränkung, Demütigung	79
2	GEMÜT - BESCHWERDEN DURCH - Liebe; enttäuschte	57
3	GEMÜT - BESCHWERDEN DURCH - Ablehnung, Zurückweisung	13
4	GEMÜT - UNGERECHTIGKEIT; ERTRÄGT KEINE	64
5	GEMÜT - STIMMUNG, LAUNE - abweisend, zurückweisend	56
6	GEMÜT - HEIMWEH	88
7	GEMÜT - VERÄNDERUNGEN - Abneigung gegen	28
8	GEMÜT - SORGEN; VOLLER - andere, um	26
9	GEMÜT - ANGST - Zukunft; in bezug auf die	201
10	GEMÜT - UNENTSCHLOSSENHEIT, SCHWIERIGKEIT, ENTSCHEIDUNGEN ZU TREFFEN	234
11	GEMÜT - DEMUT	8

	caust.	carc.	sulph.	sep.	puls.	aur.	phos.	nat-m.
	1	2	3	4	5	6	7	8
	9	9	9	9	8	8	8	7
	16	13	13	11	14	13	12	17
1	1	2	2	1	2	2	1	3
2	2	1	1	1		3	1	4
3	2	1	2	1		2		2
4	3	3	1	1	2	1	1	2
5	1	1	1	1	3	1	1	
6	2	1	1	1	1	2	2	2
7				1	1			
8	2	1	1		1		1	
9	2	1	2	2	2	1	3	2
10	1	2	2	2	2	1	2	2
11								

Paris, Sorbonne, ich komme! [...] Ich würde selbst laufen oder kriechen, nur um endlich ans Ziel meiner Wünsche zu gelangen. Mein Abschiedsschmerz ist nur ein winziges Teilchen meiner Freude.

Man muss nur Fantasie haben und das Unmögliche wollen,

schreibt sie in ihr Tagebuch am 28. Oktober 1891. Hier handelt es sich um den Leitsatz, der ihr ganzes Leben ausmacht. Ohne den Fanatismus, Unmögliches zu schaffen (siehe oben), wäre es ihr nicht gelungen, Radium zu entdecken, ohne diese Überzeugung hätte sie nicht zwei Nobelpreise erhalten.

Und in ihrer Selbstbiografie finden sich folgende Worte:

Es ist unmöglich, eine bessere Welt aufzubauen, ohne das Leben der einzelnen Menschen zu verbessern. [...] Denn es ist unsere besondere Pflicht, denen zu helfen, denen wir am nützlichsten sind.

Selbstlose Hilfe und Unterstützung anderer Menschen, Demut und Aufrichtigkeit sind entscheidende Persönlichkeitsmerkmale der Causticum-Struktur. Ehrliche Dankbarkeit, Pflichtbewusstsein und Bescheidenheit sind weitere Merkmale.

Eigentlich finden wir hier deutlich die Sykose, aber eben nicht nur, wie sich später zeigen wird.

Bereits an 5. November wird sich Maria als Marie an der naturwissenschaftlichen Fakultät der Sorbonne einschreiben.

Ich bin mein eigener Herr, keine Gouvernante, kein Dienstmädchen, ich kann tun und lassen, was ich will. Und ich weiß, was ich will. Studieren, forschen, lernen, in die Geheimnisse der Natur eindringen.

Unabhängigkeit und Freiheit bestimmen das Leben der Studentin in Paris für die nächsten drei Jahre. Als eine der wenigen Frauen an der Sorbonne ist sie extrem wissbegierig und lernt fleißig mit großer Freude, Genugtuung und Dankbarkeit. In kurzer Zeit bewältigt die hochbegabte Frau alle Hürden und schließt bereits 1893 das Physikexamen als Jahrgangsbeste und 1894 die Mathematikprüfungen als Zweitbeste ab. Für Marie Curie sind Pflicht und Fleiß notwendig, um das „Unmögliche" zu schaffen. Anfangs noch recht schüchtern, erkannte sie bald, dass ihre Mitstudenten aufrichtig sind, dass sie vertrauen und ihre Schüchternheit ablegen kann. Nachdem sie in der Anfangszeit bei ihrer Schwester und ihrem Schwager untergekommen ist, zieht sie es bald in eine Studentenkammer in der Nähe der Universität. Man könnte diese Dachkammer auch als Lernkammer bezeichnen. Mit größtem Ehrgeiz und Willen setzt sie sich hoffnungsvoll an die Arbeit. Froh, endlich unabhängig sein zu dürfen, lernt sie tags und nachts. Hungergefühle werden unterdrückt, sie trinkt reichlich schwarzen Tee.

Die Repertorisation der Studienzeit könnte folgendermaßen aussehen:

1	GEMÜT - PFLICHT - zu viel Pflichtgefühl	38
2	GEMÜT - FLEIßIG	158
3	GEMÜT - FANATISMUS	12
4	GEMÜT - EIGENSINNIG, STARRKÖPFIG, DICKKÖPFIG	158
5	GEMÜT - INTELLIGENT	23

6	GEMÜT - LERNEN - Verlangen zu lernen	4
7	GEMÜT - NEUGIERIG	39
8	GEMÜT - UNABHÄNGIGKEIT, SELBSTÄNDIGKEIT	26
9	GEMÜT - ENTSCHLOSSENHEIT	26
10	ALLGEMEINES - SPEISEN UND GETRÄNKE - Tee - Verlangen	48
11	GEMÜT - BEGREIFEN, AUFFASSUNGSVERMÖGEN - leicht	44
12	GEMÜT - EHRGEIZ - erhöht, vermehrt, sehr ehrgeizig	72
13	GEMÜT - GEHOBENE STIMMUNG	42
14	GEMÜT - HOFFNUNG, VOLLER	55
15	GEMÜT - WILLE - große Willenskraft, Anstrengung des Willens	19
16	GEMÜT - ZURÜCKHALTEND, RESERVIERT	135

	sulph.	lyc.	calc.	caust.	lach.	nux-v.	aur.	puls.
	1	2	3	4	5	6	7	8
	13	12	11	11	11	10	9	9
	19	16	16	15	15	19	11	11
1		1	3	1		1	1	
2	1	2	1	1	2	1	3	1
3	3			1	1	1		1
4	2	2	3	2	1	3	1	1
5	1	2	1		1			
6	1	1						
7	1	1	1		1		1	1
8	2		1			2		
9	1	2	1	2	1	3	1	
10						1		2
11	1	1	1	1	3		1	1

	sulph.	lyc.	calc.	caust.	lach.	nux-v.	aur.	puls.
	1	2	3	4	5	6	7	8
	13	12	11	11	11	10	9	9
	19	16	16	15	15	19	11	11
12	2	1	1	2	2	3	1	1
13				1				
14	1	1	1	1	1			1
15	2	1		2	1	3	1	
16	1	1	2	1	1	1	1	2

Mit Sulphur findet sich ein psorisches Mittel am Anfang, an dritter Stelle folgt Calcarea carbonica. M.E. passt die Psora sehr gut zum Studium Marie Curies. Das „Ich will es schaffen" ist für sie das Wichtigste und wahrscheinlich will sie es nicht nur schaffen, sie will Beste werden und *erste Frau der Wissenschaften"*, wahrscheinlich will sie es allen zeigen, sich selbst, ihren Mitstudenten und ihrer Familie. Aber trotzdem ist sie keine Angeberin, sie ist nicht einmal besonders stolz, sondern untertänige Demut bestimmt ihr Dasein.

Die (nicht zutreffende) Rubrik „GEMÜT - ANGEBER" enthält Sulphur im dritten Grad, auch Lycopodium, aber eben nicht Causticum. Causticum ist selbstlos, uneigennützig, demütig und aufrichtig, ganz im Gegensatz zu Mitteln wie z.B. Lycopodium oder Nux vomica. Auch Lachesis inszeniert sich selbst.

Causticum mag wie die genannten Mittel auch hochmütig sein, stellt diese Arroganz aber nicht so zur Schau. Bei Causticum geht es eigentlich immer um Hilfe, Mitleid und Mitgefühl. Aber eben um selbstlose Hilfe und diese kann nach außen durchaus hochmütig wirken.

Eigensinn und Dickköpfigkeit sind in diese Repertorisation aufgenommen worden, da sie selbst davon sprach. Und es ist auch gut nachvollziehbar, dass sie recht eigensinnig ihr Studium durchgezogen hat. Das muss sie auch, schließlich fehlt es ihr und der Familie an Geld.

Zusammenhalt in der Familie und im Freundeskreis ist auch während des Studiums sehr wichtig. Die Familie stolz zu machen, wäre eine Eigenschaft von Causticum, was man auch als eine Form von Hochmut begreifen kann. Das Synthesis-Repertorium verweist bei „*Stolz*" auf „*GEMÜT - HOCHMÜTIG, ARROGANT*".

Die Rubrik „*GEMÜT - LIEBE - Familie; die*" ist das ganze Leben lang von größter Bedeutung für Marie Curie. Diese Rubrik könnte jedem Familienmitglied zugeordnet werden. Eine weitere, wie oben bereits erwähnte, genauso wichtige Rubrik ist „*GEMÜT - NATUR – liebt*".

Auch hier findet sich Causticum. Wenn man sich die übrigen Mittel dieser Rubrik anschaut und dabei an Marie Curie denkt, fällt auf, dass mehrere carcinosinische Mittel vertreten sind. Es geht um Natur im ursprünglichen Sinne, es geht um ein romantisches Zurück zur Natur, es geht um eine Vereinigung mit dem Grün der Natur.

Für Marie Curie, wie auch für Pierre Curie, ist Natur pure Geborgenheit, so wie Familie, aber eben nicht rein carcinosinisch, durchaus auch tuberkulinisch und sykotisch. So wäre m.E. Causticum eher als mehrmiasmatisches Mittel, ähnlich Sulphur, zu betrachten. Doch dazu unten mehr.

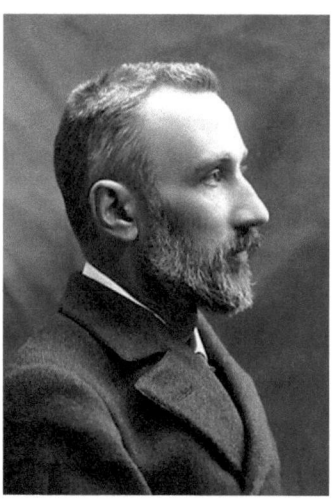

Am 21. März 1894 lernt Marie Curie ihren späteren Ehemann Pierre kennen.

Herr Curie ist 35, sieht jünger aus, spricht langsam und überlegt und macht bald auf mich einen sehr vertrauenerweckenden Eindruck. Wir haben diskutiert, nicht über Gott und die Welt, nur über wissenschaftliche Fragen, aber ich glaube, mit ihm kann man sich über alle Probleme unterhalten.

Und wenige Wochen später schreibt sie:

Wir haben viele Gemeinsamkeiten festgestellt, die Liebe zur Kultur und Wissenschaft, die ehrenhafte Atmosphäre in der Familie, die Achtung vor der Natur [...]

Wieder sehen wir die oben besprochenen Themen: Familie, Natur, Wissenschaft und Kultur. Zusätzlich ist Ehre wichtig.

Von Pierre, der acht Jahre älter ist, wird sie liebevoll „Kleine brave Studentin" genannt. Sie schätzt *„den in seine Gedanken vertieften Schwärmer"*, der ihr *„einfache Herzlichkeit"* entgegenbringt. Schon nach drei Monaten macht ihr Pierre Curie einen Heiratsantrag.

> *Ich konnte mich nicht entscheiden. Ich hatte Bedenken vor einem Schritt, der die Trennung von der Familie und der Heimat bedeuten sollte.*

Im Tagebuch heißt es weiter:

> *Aber Pierre heiraten hieße: Ade, mein geliebtes Heimatland. Ich bin Polin und eine kleine Patriotin [...] Soll ich meine Heimat, mein Elternhaus für einen Mann aufgeben, den ich zwar sehr verehre, aber nicht liebe?!*

Die Rubriken *„GEMÜT - UNENTSCHLOSSENHEIT, SCHWIERIGKEIT, ENTSCHEIDUNGEN ZU TREFFEN"* aber auch *„GEMÜT - ARGWÖHNISCH, MIßTRAUISCH"* würden hier erneut passen.

Wieder braucht sie Bedenkzeit, Pierre bleibt aber beharrlich. Er spürt, dass er hartnäckig an Marie festhalten müsse, um sie zu gewinnen. Als er 1895 seine Promotion erfolgreich absolviert, stimmt Marie der Verlobung zu. Noch kurz zuvor ist sie skeptisch:

> *Aber es ist doch nicht diese Leidenschaft, diese Feuer, das ich für Kasimir empfunden hatte. [...] Dabei zeigt er mir seine Liebe nur mit seinen Augen, für mehr ist er zu schüchtern, sicher auch aus Angst, erneut zurückgewiesen zu werden.*

Und einen Monat danach:

> *Wie ist es ihm gelungen, dich so sehr zu verzaubern, dich rationale Marie, wo du nur für die Wissenschaft leben wolltest? [...] bei der Entscheidung, ob mit oder ohne ihn, steht das ganze Leben auf dem Spiel [...]*

Und in der Selbstbiografie:

> *Schließlich gelangten wir beide zu der Überzeugung, dass keiner von uns einen besseren Lebenskameraden finden könnte.*

Hier spricht eigentlich nur der Verstand und sehr wenig Gefühl. Die Hochzeit findet am 26. Juli 1895 in bescheidener Umgebung statt, *kein weißes Brautkleid, keine goldenen Eheringe, keine kirchliche Trauung.* Die „Vagabundenhochzeitsreise" wird schlicht auf Fahrrädern durchgeführt. Stundenlange Spaziergänge können schweigsam in geistiger Übereinstimmung gemacht werden. In der ersten gemeinsamen Wohnung legt Marie ein Haushaltsbuch an, in dem alle Ausgaben sorgfältig notiert werden. Sparsamkeit ist eine weitere Persönlichkeitseigenschaft Marie Curies und auch Causticums.

„GEMÜT - ANGST - Geschäfte, über".

Das gemeinsame Leben widmen sie ganz der Wissenschaft.

Unser Leben ist immer das gleiche, einförmig. Außer der Familie sehen wir niemanden. Wir gehen fast niemals ins Theater, gönnen uns keinerlei Zerstreuung.

Das Jahr 1897 ist überwiegend durch ihre erste Schwangerschaft und die Geburt der Tochter Irène am 12. September geprägt. Während der Gravidität klagt sie wiederholt über Schwindelanfälle, Brechreiz und ausgeprägte Schwäche. Gleichzeitig ist sie voller Sorgen und Ängste bezüglich der Gesundheit ihrer Schwiegermutter, die an Brustkrebs erkrankt ist und nur wenige Tage nach der Geburt der Tochter sterben wird. Die Repertorisation der Krankheitssymptome während der Schwangerschaft sieht folgendermaßen aus:

1	SCHWINDEL - SCHWANGERSCHAFT; AGG. WÄHREND DER	9
2	MAGEN - ERBRECHEN - Schwangerschaft; agg. während der	107
3	WEIBLICHE GENITALIEN - SCHWANGERSCHAFT - während der; Beschwerden	150
4	ALLGEMEINES - SCHWÄCHE - Schwangerschaft; agg. während der	8
5	GEMÜT - SCHWANGERSCHAFT - während der Schwangerschaft	13
6	GEMÜT - SORGEN; VOLLER - Verwandte, um	20

Und insgesamt:

1	GEMÜT - NEUGIERIG	39
2	GEMÜT - HITZIG, FEURIG	36
3	GEMÜT - FANATISMUS	12
4	GEMÜT - HOCHGEFÜHL	163
5	GEMÜT - EHRGEIZ - erhöht, vermehrt, sehr ehrgeizig	72
6	GEMÜT - FROH	376
7	GEMÜT - ERSCHÖPFUNG; GEISTIGE	362
8	GEMÜT - FLEIßIG	158
9	GEMÜT - GEMÜTSSYMPTOME - begleitet von - Schwäche	21

	lach.	sulph.	phos.	carc.	caust.	nux-v.	verat.	acon.
	1	2	3	4	5	6	7	8
	8	8	8	8	8	7	7	7
	17	14	11	10	9	13	12	9
1	1	1	1	1			1	1
2	2	1	1	2	1	2		
3	1	3		1	1	1		
4	3	1	1	2	1	1	1	1
5	2	2	1	1	2	3	3	1
6	3	2	2	1	1	2	2	2
7	3	3	3	1	1	3	3	2
8	2	1	1	1	1	1	1	1
9			1		1		1	1

Causticum erscheint an fünfter Stelle. Auch die anderen Mittel der engeren Wahl tauchen immer wieder auf. Wieder einmal die Bestätigung, dass beinahe alle Miasmen unter den ersten 10 Mitteln erscheinen.

Gerade die letzte Rubrik ist mir wichtig, weil sich dieses Symptom in Curies Leben immer wieder finden lässt. Auch in den Schwangerschaften tritt es auf.

Causticum findet sich in dieser Repertorisation bei acht Symptomen und insbesondere in den kleinen und sehr wichtigen Rubriken.

Wissend, dass in der Pechblende noch ein weiteres Element mit deutlich höherer Radioaktivität, chemisch dem Barium ähnlich, vorkommen muss, geht die akribische Arbeit der beiden Wissenschaftler weiter.

Am 7. November 1898 spricht sie in ihrem Tagebuch erstmalig vom Radiumchlorid. Anfang 1899 muss sie allerdings feststellen, dass sie zur Extraktion von ca. 0,1g Radium mindestens eine Tonne Pechblende (Uraninit)benötigt. Sie bekommen den Pechblendenabfall aus dem österreichischen Sankt Joachimsthal (heute Jáchymov, Tschechien).

An Samstag den 15. Juli 1899 notiert Curie in ihr Tagebuch:

Ich habe Bariumchlorid abgetrennt, das zusammen mit dem Radium auftrat und ließ es in der Fraktion kristallisieren. Das Radium kristallisierte sich in dem am wenigsten lösbaren Teilen. Auf diese Weise gelang es mir, reines Radiumchlorid abzutrennen.

Im Verlauf der nächsten Monate muss das Ehepaar feststellen, dass sie andauernd erschöpft sind. Zusätzlich stellen sich schuppende Ekzeme der Hände und Handflächen ein, die Fingerspitzen schmerzen. Pierre Curie startet einen Selbstversuch, indem er 10 Stunden eine kleine Stelle am Unterarm der Radiumprobe aussetzt. Auch der Kollege Antoine Henri Becquerel, der 1903 zusammen mit den Curies den Physik-Nobelpreis für die Entdeckung der Radioaktivität bekommt, hat eine schlecht heilende Hautwunde erlitten. Die Schmerzempfindlichkeit der Fingerbeeren hält über mindestens zwei Monate an.

Am 28. März 1902 ist es endlich gelungen, reines Radiumsalz zu gewinnen, aus 1000 Kg Pechblende. Auch das atomare Gewicht bestimmt sie sehr genau mit 225. So wird Radium im Periodensystem der Elemente in der zweiten Hauptgruppe unter Barium als schweres Erdalkalimetall eingeordnet.

Die anstrengende Arbeit der letzten Jahre, die andauernde Erschöpfung, möglicherweise auch Angst und Sorgen führen zu Schlaflosigkeit und Schlafwandel nachts.

Eine Rubrik „*Überarbeitung*" gibt es leider nicht, es folgt der Querverweis zu „*GEMÜT - BESCHWERDEN DURCH - geistige Anstrengung*", was

m.E. aber so nicht das Gleiche aussagt. Es könnte natürlich auch die noch größere und allgemeinere Rubrik „GEMÜT - GEISTIGE ANSTRENGUNG - agg." benutzt werden.
Die passendste Rubrik ist „GEMÜT - ERSCHÖPFUNG; GEISTIGE - Schlaflosigkeit, mit".
Ein Versuch, nur die Symptome aus dieser Zeit zu repertorisieren, könnte wie folgt aussehen:

1	SCHLAF - SCHLAFLOSIGKEIT - nachts	312
2	GEMÜT - SCHLAFWANDELN	85
3	SCHLAF - SCHLAFLOSIGKEIT - Angst, aus	75
4	EXTREMITÄTEN - HAUTAUSSCHLÄGE - Hände - Schuppen	18
5	EXTREMITÄTEN - SCHMERZ - Finger - Fingerspitzen	95
6	EXTREMITÄTEN - FINGER; BESCHWERDEN DER - Fingerspitzen	70
7	EXTREMITÄTEN - VERHÄRTUNG - Finger	7
8	EXTREMITÄTEN - ENTZÜNDUNG - Hände	37
9	EXTREMITÄTEN - HAUTAUSSCHLÄGE - Hände - Handflächen - trockene Flechte	4
10	EXTREMITÄTEN - EMPFINDUNGSLOSIGKEIT - Finger	22
11	ALLGEMEINES - SCHWÄCHE - progressiv	13
12	GEMÜT - ERSCHÖPFUNG; GEISTIGE - Schlaflosigkeit, mit	14
13	GEMÜT - GEISTIGE ANSTRENGUNG - agg.	224

	caust.	sulph.	ars.	phos.	lach.	cupr.	sil.	sep.
	1	2	3	4	5	6	7	8
	11	9	9	8	8	8	7	7
	17	14	13	16	13	11	15	11
1	2	2	2	2	1	1	2	1
2		2		3	1		2	1

	caust.	sulph.	ars.	phos.	lach.	cupr.	sil.	sep.
	1	2	3	4	5	6	7	8
	11	9	9	8	8	8	7	7
	17	14	13	16	13	11	15	11
3	2	1	3	1	2	1	2	2
4	4		1					2
5	1	1	2		2	1	2	1
6	1	2	1	2	1	1	2	1
7	1							
8	3	1	1	2	2	1	2	
9	2	2						
10	1		1	2		1		
11	1		1	2				
12	1		1		1	3		
13	2	2	1	2	3	2	3	3

An späterer Stelle berichtet Marie in ihrem Tagebuch auch noch von Schwäche der Hände und Finger. In beiden Rubriken lässt sich auch Causticum finden.

Dass in dieser Repertorisation Causticum an erster Position erscheint, hat mich zunächst überrascht, erscheint mir aber im Nachhinein, wenn man sich zu der chemischen Ursubstanz, die ja zu einem Großteil aus Kalilauge besteht, Gedanken macht, durchaus nachvollziehen (man stelle sich die Veränderungen von Kalilauge auf der Haut vor).

Sulphur an zweiter Stelle gefällt mir auch sehr gut. Überhaupt ist Sulphur als Differentialmittel zu Causticum vorstellbar. Das gleiche gilt m.E. auch für Phosphor. Und auch Arsenicum album als Mittel des sykotisch-syphilinischen Übergangs passt.

Ausgebrannt und erschöpft, schreibt sie am 12. Oktober 1901 ins Tagebuch. Also ist die Erschöpfung und Schwäche (von der sie auch spricht) progressiv und heutzutage nachvollziehbar, wenn man an den Umgang mit radioaktiven Substanzen denkt. Die Curies sehen noch keinen Zusammenhang.

38

Im Mai des Jahres 1902 stirbt ihr geliebter Vater, sie kommt zu spät und macht sich deswegen erhebliche Schuldvorwürfe und bittet den toten, aufgebarten Vater um Vergebung, dass sie ihn die letzten Jahre alleingelassen habe.

Wie gern hätte ich ihm noch einmal gesagt, wie viel ich ihm verdanke, wie ich ihn geschätzt, verehrt und geliebt habe. Ich ließ den Sarg öffnen und bat Vater um Vergebung.

„GEMÜT - TADELT SICH SELBST, MACHT SICH VORWÜRFE" wäre die Rubrik, die erstaunlicherweise kein Causticum enthält, was m.E. aber falsch ist. Bei den Themen Idealismus, Mitgefühl, Mitleid, Helfersyndrom etc., sind bei Nichterfüllen derselben, Schuldgefühle vorprogrammiert. In der Rubrik *„GEMÜT - UNZUFRIEDEN - sich selbst, mit "* ist Causticum enthalten.

Und natürlich gilt die oben schon benutzte Rubrik *„GEMÜT - BESCHWERDEN DURCH - Tod von geliebten Personen - Eltern oder Freunde, der"* erneut.

Und durch den Tod des Vaters wird auch zum wiederholten Male sehr deutlich, wie wichtig Familie für Curie ist:

Briefe gelesen, Bilder angeschaut, erinnert, gelacht, geweint, uns getröstet. Gekocht, gemeinsam gegessen. Ich habe zugenommen und schlafe wieder fest. Streit um seinen Nachlass gab es nicht. An materiellen Dingen hängt keiner von uns.
Und etwas später: *„Ich will keinen finanziellen Nutzen aus unserer Entdeckung ziehen [...] Und ich denke, wir werden unser Kind oder unsere Kinder auch in diesem Sinne erziehen.*

Uneigennützige, selbstlose und demütige Worte der 35Jährigen, passend zu Causticum, aber noch besser zu Carcinosinum.

1	GEMÜT - TROST - amel.	33
2	GEMÜT - LIEBEVOLL, VOLLER ZUNEIGUNG, HERZLICH	89
3	GEMÜT - SELBSTLOSIGKEIT	9
4	GEMÜT - LIEBE - Familie; die	32
5	GEMÜT - MITGEFÜHL, MITLEID	99

6	GEMÜT - HARMONIE - Verlangen nach	14
7	GEMÜT - BESCHWERDEN DURCH - Tod von geliebten Personen - Eltern oder Freunde, der	25
8	GEMÜT - TADELT SICH SELBST, MACHT SICH VORWÜRFE	91
9	GEMÜT - DANKBARKEIT	6
10	GEMÜT - IDEALIST	8

	puls.	carc.	nat-m.	caust.	ign.	vanil.	nat-c.
	1	2	3	4	5	6	7
	7	7	7	6	6	6	5
	13	11	10	13	13	8	7
1	4	1	1	1		1	1
2	3	1	2	2	2	1	1
3	1	2					2
4	1	1	1	2	1		
5	1	3	2	2	2	1	2
6		1	1			1	1
7	1		1	3	4	3	
8	2	2	2		2		
9						1	
10				3	2		

Die carcinosinische Urgeborgenheit, die carcinosinische Trauer, die Gemeinsamkeit der Familie, Schuldgefühle, nicht ganz genügend da gewesen zu sein, all das spricht, so meine Meinung, sehr für Carcinosinum. Causticum erscheint auch sehr weit vorne, sicherlich u.a. auch durch die Idealismusrubrik, aber genau dieser Idealismus ist bei Marie Curie sehr wichtig. In der Familie wird getrauert, zusammengehalten und es gibt keine Streitereien um materielle Dinge.
Striche man die zweite Rubrik „GEMÜT - LIEBEVOLL, VOLLER ZUNEIGUNG, HERZLICH", würde Pulsatilla, welches ein sehr wichtiges Familienmittel ist, an die zweite Stelle hinter Carcinosinum rutschen. Natrium

muriaticum ist in dritter Position, was auch sehr gut zum Thema der Familie und zu Marie Curie passt.

Beim Lesen der Tagebücher, Briefe und Biografien Marie Curies habe ich mich immer gefragt, wo denn eigentlich die Gefühle sind. Alles läuft so rational, so vom Verstand gesteuert ab. Sicherlich hat sie ihre Familie inständig geliebt und war immer für sie da, aber konnte sie auch emotional sein? Viele Gefühle werden unterdrückt, sowohl positive, wie auch negative. Das Äußere musste gewahrt bleiben. In der Familie steht Leistung und Erfolg an erster Stelle, emotionale Ausbrüche passen da nicht hin.

Ich denke, dass in der Sklodowski-Familie echte, emotionale Nähe in der Psora fehlt. Ganz besonders trifft das die jüngste Tochter Maria durch die Tuberkulose der Mutter. Wahre, gefühlsmäßige Nähe ist möglicherweise nur in der Schwangerschaft der Mutter mit ihr möglich. Danach darf sie ihrer Mutter körperlich nicht mehr nahekommen.

Trotzdem erleben die Sklodowski-Kinder eine schöne Kindheit, ohne körperliche Gewalt, aber eben sehr leistungsorientiert. Eine friedvolle, heile, möglichst harmonische Welt ist allen sehr wichtig. Nicht umsonst legen die Curies großen Wert darauf, zu betonen, dass der Name ihrer ersten Tochter Irène, die „Friedvolle", bedeutet. Frieden ist ein wichtiges Thema für Causticum.

Der Vorname der zweiten Tochter, Ève (aus dem Hebräischen soviel wie „die Leben Schenkende" oder „Mutter der Lebendigen"), wäre dann möglicherweise eher ein Thema des Mittels Carcinosinum (aus der Urgeborgenheit heraus wird Leben geschenkt...).

1903 wird die Doktorarbeit Marie Curies zugelassen. Im April ist sie wieder schwanger, verliert aber ihr Kind im August. Erneut treten Schuldgedanken auf.

Ich kann mein Leid nicht in Worte fassen. Warum? Bin ich schuldig? Hätte ich den Rat des Arztes befolgen müssen? Ich habe nie gelernt, mich zu schonen. Mit ein bisschen Glück hätte mein Kind weiterleben können.

Zusätzlich macht ihr der Gesundheitszustand ihres Mannes Sorgen. Er leidet an rheumatischen Beschwerden der Gelenke, insbesondere der Hände und Finger, so dass er tagelang nicht aus dem Bett kommt. Er kann nicht einmal einen Stift halten. Sie muss ihm beim Ankleiden helfen. Immer sind beide müde.

Kurz darauf stirbt der fünfjährige Sohn ihrer Schwester Bronia an Meningitis.

Erst mein kleines Mädchen und nun ihr Sohn. Meine Schwester Zosia, meine Ma, Pierres Mutter. Sie gingen alle viel zu früh. Was hat das Schicksal mit uns noch vor? Wer muss als nächster gehen...?

Im November des gleichen Jahres erfährt das Ehepaar, dass sie den Nobelpreis für Physik zusammen mit Henri Becquerel für die Entdeckung der Radioaktivität erhalten werden. Zunächst ist der Preis nur für Paul Curie und Henri Becquerel angedacht, ohne Berücksichtigung Maries hätte Paul den Preis aber nicht angenommen. Es folgen Ruhm und Ehrungen, die das Paar, da sie beide gesellschaftsscheu sind und von Preisen nichts halten, völlig durcheinanderbringen.

Die Ehrungen und der Ruhm haben unser Leben vollständig ruiniert, schreibt sie an ihren Bruder.
Die Leute hindern uns an der Arbeit, soviel sie nur können.

„GEMÜT - GESELLSCHAFT - Abneigung gegen" wäre z.B. eine passende Rubrik. Auch *„GEMÜT - ZURÜCKHALTEND, RESERVIERT"* und *„GEMÜT - GLEICHGÜLTIGKEIT, APATHIE - Ruhm; gegenüber"* könnten überlegt werden.

1904 wird Marie Curie wieder schwanger. Montag, 4. April 1904:

Ich bin wieder schwanger. Ungewollt [...]

In dieser Gravidität schont sie sich und am 6.12.1904 wird ihre Tochter Ève geboren. Ende des gleichen Jahres wird Marie Curie französische Staatsbürgerin.

Das Jahr 1905 ist ein eher ruhiges Jahr im Leben der Curies. Pierre Curie wird im dritten Anlauf Mitglied der Akademie der Wissenschaften. Er leidet immer mehr an rheumatischen Beschwerden. Es wird eine Art Neurasthenie diagnostiziert. Knochenschmerzen begleiten ihn täglich. Allerdings kommt niemand auf die Idee, dass diese Symptome mit der Radioaktivität zu tun haben könnten, möglicherweise verdrängen sie dies aber auch. Am 3. September schreibt Marie in ihr Tagebuch:

Wir sind etwas beunruhigt. Versuchstiere, die die Gase radioaktiver Stoffe einatmeten, starben innerhalb weniger Stunden. Radiumstrahlen üben also eine toxische Wirkung aus. Das ist nun erwiesen. Wahrscheinlich kommt es auf die Dosis an [...]

Ende 1905 machen die Curies Erfahrungen mit okkulten Phänomenen. Sie lernen das italienische Medium Eusapio Palladino kennen, Pierre Curie ist ganz begeistert, untersucht die telekinetischen Phänomene wissenschaftlich, ohne dieselben physikalisch erklären zu können. Obwohl Marie bei diesen Séancen anwesend ist, möchte sie mit diesen für sie unwissenschaftlichen Sachen nicht „behelligt" werden.

Noch am 9. April 1906 besucht Pierre eine Séance, am 19. April ist er tot, Opfer eines tragischen Unfalls, bei dem ein Pferdefuhrwerk ihn erfasst und seinen Kopf zermalmt. Die Monate vor seinem Tod sind von Krankheit geprägt, körperlich und psychisch. Möglicherweise hatte er eine ausgeprägte Anämie, zunehmend kraftraubende Knochenschmerzen in den Beinen, Armen und im Rücken. Zusätzlich schien er unter schweren Depressionen zu leiden. Da können wir schon von Syphilinie sprechen. Die Tochter Irène, die ständig an Kinderkrankheiten leidet, verstärkt Maries *ohnehin waches Gefühl für die Verletzlichkeit und Verwundbarkeit allen Lebens.*

So bestimmt das Häusliche und Private Marie Curies Leben in dieser Zeit.

„GEMÜT - SORGEN; VOLLER - andere, um".

20. April 1906:
Pierre ist gestern tödlich verunglückt.

Der Tod des geliebten Ehemannes stürzt Marie Curie in eine tiefe Lebenskrise.

Auf der Straße gehe ich, als wäre ich hypnotisiert, ohne mich zu kümmern, was rings um mich geschieht. Ich werde mich nicht töten, ich habe nicht einmal den Wunsch nach Selbstmord. Kann es aber unter allen diesen Wegen nicht einen geben, der mich das Schicksal meines Geliebten teilen lassen wird?
Das Leben ist grauenhaft ohne dich, eine Qual ohne Namen, eine Verzweiflung ohne Grenzen, [...] ich fühle mich schlecht, weil ich lache, [...] Pierre, ich kann nicht, ich will das alles nicht ertragen. Leben ist nicht möglich [...] niemals werde ich genug Tränen haben, es zu beweinen [...] Mir scheint, ich werde bis ans Ende meiner Tage nicht mehr wirklich lachen können [...] und nun möchte ich wieder brüllen wie ein wildes Tier [...] was immer geschieht, und sollte man wie ein entseelter Körper zurückbleiben, es heißt trotzdem: arbeiten [...] Nur in mir will sich der Friede nicht einstellen [...] Ich kann mir nichts mehr vorstellen, was mir Freude

bereiten könnte, die wissenschaftliche Arbeit vielleicht ausgenommen.
Zitate aus ihrem Tagebuch des Jahres 1906.

1	GEMÜT - VERZWEIFLUNG	252
2	GEMÜT - UNTRÖSTLICH	55
3	GEMÜT - GLEICHGÜLTIGKEIT, APATHIE - Weinen; mit	3
4	GEMÜT - WEINEN - heftig	13
5	GEMÜT - LEBENSÜBERDRUß	100
6	GEMÜT - TRAURIGKEIT - Schicksalsschläge; durch	17
7	GEMÜT - BESCHWERDEN DURCH - Tod von geliebten Personen	38
8	GEMÜT - KUMMER, TRAUER - langanhaltend	9
9	GEMÜT - BESCHWERDEN DURCH - Kummer	96
10	GEMÜT - BESCHÄFTIGUNG - Verlangen nach	12

	caust.	nat-m.	staph.	phos.	rhus-t.	carc.	ign.
	1	2	3	4	5	6	7
	9	8	7	7	7	7	6
	13	16	14	11	10	8	16
1	2	3	2	1	2	2	3
2	2	2	1	1	1	1	3
3	1						1
4	1	1		1			
5	1	2	1	3	2	1	
6	1	1	2	1	2		2
7	1	1	3		1	1	3
8	1	2	2	1		1	
9	3	4	3	3	1	1	4
10					1	1	

Auch in dieser Repertorisation ist Causticum an erster Stelle. Natrium muriaticum, Staphysagria, Carcinosinum und insbesondere als Kummermittel Ignatia folgen auf den nächsten Plätzen.

Die Überwindung dieser Trauer und Depression wird Jahre dauern (*„GEMÜT - KUMMER, TRAUER – langanhaltend"*) und eigentlich erst mit der Affäre zu Paul Langevin 1910 enden. Die Zeit dazwischen wird sie sich erneut in die Arbeit stürzen. Arbeit als Ablenkung?

„GEMÜT - FLEIßIG " wäre hier wieder die Rubrik. Vielleicht aber auch: *„ALLGEMEINES - SCHMERZ - Arbeit amel.: (1) caust."*

Sicherlich ist hier der körperliche Schmerz gemeint, aber verursacht geistiger Schmerz nicht auch körperliche Symptome? Da in dieser Rubrik aber nur ein Mittel genannt ist, würde ich sie eher nicht benutzen, interessant ist sie aber trotzdem.

Am 5. November 1906 wird Curie die erste Frau an der Sorbonne, die dort unterrichten darf. Sie trägt täglich ein tristes, einfaches, schwarzes Kleid, ihr Gesicht ist leidenschaftslos.

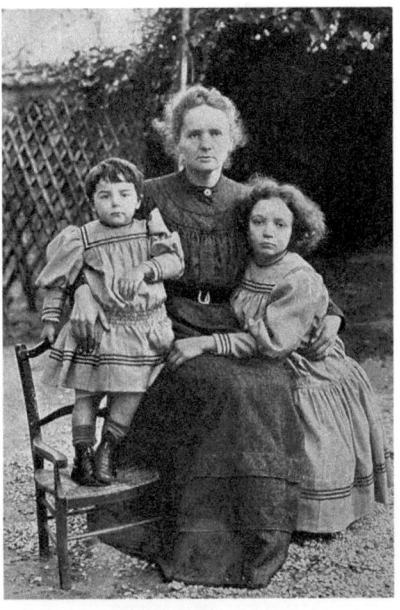

Es ist mir nicht mehr möglich, Zeit mit Geselligkeiten zu verbringen [...] Ich habe vollkommen verlernt zu plaudern.

Am 19. April 1907 schreibt sie:

Es ist ein Jahr her, ich lebe für deine Kinder, für deinen alten Vater. Der Kummer ist stumm, aber er ist da. Die Last drückt schwer auf meine Schulter. Wie schön wäre es schlafen zu gehen und nicht mehr aufzuwachen. Wie jung meine kleinen Lieblinge sind. Wie müde ich mich fühle.

Neben der Arbeit steckt sie nun ihre ganze Kraft in die Pflicht, ihre Kinder so gut wie nur möglich zu erziehen.

Eine Frau muss nicht notgedrungen dümmer als ein Mann sein. Klugheit kennt kein Geschlecht! Ich wollte der Welt beweisen, dass

die Frau, die von Pierre Curie geliebt wurde, etwas kann und et-
was wert ist.

So gründet sie 1907 eine Art Privatschule für ihre Töchter und die Kinder befreundeter Privatgelehrter. Es ist ihre Überzeugung, dass beim frühkindlichen Unterricht mehr Zeit für Naturkunde als auf klassische Literatur verwendet werden soll. Frische Luft, viel Bewegung in der Freizeit (Sport[5]), eine überwiegend praktische Herangehensweise an die Wissenschaften sind ihrer Meinung nach elementar wichtig für eine gesunde Entwicklung der Kinder. Misstrauisch ist sie (genau wie ihre eigenen Eltern) gegen die staatlichen Schulsysteme. *„GEMÜT - ARGWÖHNISCH, MIßTRAUISCH"* enthält Causticum im dritten Grad.

Ihre Tochter Ève schreibt in ihren Erinnerungen vom Anblick ihrer *ohnmächtig zu Boden stürzenden Mutter, ihrer tödliche Blässe und Starrheit.* Offensichtlich war die ganze Erziehung auf Leistung und Pflichten ausgerichtet, Beziehung wurde allein vom rationalen Verstand diktiert, echte, emotionale Nähe ist Marie Curie nicht möglich. Diese emotionale Rolle übernimmt der Vater Pierres, Eugène Curie, im Haushalt der Curies.

Ève schreibt:

Der Kampf gegen seelische Anfälligkeit, im Falle meiner Schwester erfolgreich, war es in meinem Falle nicht: Trotz aller Bemühungen meiner Mutter war meine Kindheit nicht glücklich. Unsere Mutter ertrug es nicht, dass man die Stimme erhob, ob es sich nun um Zorn oder Freude handelte.

Offensichtlich ist sich Marie Curie aber ihres Problems bewusst. So schreibt sie an ihrem 40. Geburtstag in ihr Tagebuch:

Mich quälen Alpträume. Dann liege ich wieder stundenlang schweißgebadet wach und kämpfe gegen Zukunftsängste. [...] Marie, deine Kinder wollen nicht nur Lob, sie wollen, dass dein versteinertes Gesicht aufweicht, dass du zärtlich zu ihnen bist, ihnen Zärtlichkeit schenkst, die mir selber so fehlt.

1	GEMÜT - PFLICHT - zu viel Pflichtgefühl	38
2	GEMÜT - VERANTWORTUNG - ernst; nimmt seine Verantwortung zu	31

---

[5] SPORT (der Herausgeber)

3	GEMÜT - IDEALIST	8
4	GEMÜT - ARGWÖHNISCH, MIßTRAUISCH	148
5	GEMÜT - GEFÜHLE, EMOTIONEN, GEMÜTSBEWEGUNGEN - unterdrückte	26
6	GEMÜT - LIEBE - Familie; die	32
7	GEMÜT - KUMMER, TRAUER	149
8	GEMÜT - ERNST	116
9	GEMÜT - ANGST - Zukunft; in bezug auf die	201
10	TRÄUME - ALPTRÄUME, ALPDRÜCKEN	196
11	GEMÜT - GEISTESABWESEND	285
12	GESICHT - STEIFHEIT	106

	ign.	caust.	ars.	calc.	nat-m.	carc.	lach.	lyc.
	1	2	3	4	5	6	7	8
	11	10	10	10	10	10	9	9
	18	22	17	16	16	10	15	15
1	1	1	2	3	1	1		1
2	1		1	1	1	1	1	1
3	2	3						1
4	1	3	3	1	1	1	3	4
5	2	1			1	1		1
6	1	2	2	2	1	1	1	
7	4	3	2	1	3	1	2	2
8	1	1	3	1	2		1	2
9		2	1	3	2	1	2	
10	1		1	2	1	1	1	1
11	2	3	1	1	3	1	3	2
12	2	3	1	1		1	1	

Ignatia ist sehr gut nachvollziehbar in der Trauersituation nach Pierre Curies Tod. Aber das versteinerte, starre, bleiche Gesicht gehört zu Causticum. Hier findet sich viel Sykose, aber auch Carcinosinie, Psora, Tuberkulinie und Syphilinie. Wieder einmal bestätigt sich der mehrmiasmatische Charakter Causticums (siehe oben). Alle Miasmen finden sich im Grunde unter den ersten sieben Mitteln.

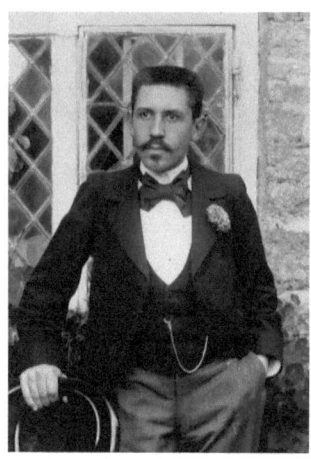

So langsam nach Pierre Curies Tod entwickelt sich ein freundschaftliches Verhältnis zu Paul Langevin, einem jüngeren Kollegen ihres Mannes, verheiratet, drei Kinder und in unglücklicher Beziehung.

Paul ist Pierre in Vielem ähnlich. [...] Es ist so wichtig für mich, gebraucht zu werden, nicht nur von den Kindern, auch von ihm. [...] Paul meint, ich sei die anspruchsloseste Frau, die er kennt. [...] Er akzeptiert meine Erziehungsmethoden und versichert mir immer wieder, dass er glücklich wäre, wenn seine Frau die Kinder auf meine Art erziehen würde.

Bei uns fällt selten ein lautes oder böses Wort. Schläge oder Ohrfeigen kennen die Kinder nicht. Als Irène sich vergangene Woche mir gegenüber im Ton vergriffen hatte, und ich sie deshalb zwei Tage mit Nichtbeachten strafte, habe ich wohl fast mehr gelitten als sie.

Das ist nun Sykose in Gänze. Regeln, Struktur, Gesetze, Normen. Alles muss perfekt sein, wie bei Maschinen. Nicht umsonst bezeichnet ihre Tochter sie des Öfteren als *Automat*. M.E. ähneln die Erziehungsmethoden Marie Curies denen ihrer Eltern (selbst die Bestrafung des Nichtbeachtens kennt sie ja aus ihrer eigenen Kindheit). Perfektion und Leistung stehen sehr im Vordergrund. Wissen ist Macht. Die Kinder werden ganz anders als die anderen Gleichaltrigen erzogen, früh spüren die Kinder ihre Andersartigkeit und sie werden zu Einzelgängern, ganz wie ihre Eltern. In ihrer Biografie wirft Ève genau dieses ihrer Mutter vor.
GEMÜT - FURCHT - Menschen; vor" und „GEMÜT - GESELLSCHAFT - Abneigung gegen" wären entsprechende Rubriken. In beiden Rubriken ist Causticum enthalten.

4. März 1910
Ich habe metallisches Radium hergestellt. Endlich!

Und am 15. April des gleichen Jahres schreibt sie:

Ich habe meine Trauerkleidung abgelegt und mein weißes Leinenkleid tief aus der untersten Schublade gekramt. [...] mein Herz hat sich wieder geöffnet für die schönen Dinge des Lebens. Niemand wird ahnen, dass ich wach geküsst wurde, und ich werde mein Geheimnis wie einen Schatz hüten.

„GEMÜT - GEHEIMNISTUERISCH, VERSCHLOSSEN".

Möglicherweise kann Curie ihr Geheimnis bewahren, ihrem Liebhaber PAUL LANGEVIN gelingt dies aber nicht. Er mietet eine kleine Wohnung, in der sich das Liebespaar trifft. Aber schon am 27. August 1910 werden sie enttarnt. Und am 30. August schreibt sie in ihr Tagebuch:

Jeanne Langevin (Paul Langevins Ehefrau) *und ihre Schwester haben mich heute auf der Straße beschimpft, laut und ordinär, vor allen Menschen. Ich stand wie versteinert. [...] Es ist unfassbar, zu was Menschen fähig sein können. Die Realität ist schlimmer als sämtliche Alpträume*
Und etwas später: *Ich leide furchtbar und vergehe vor Sehnsucht.*
Und am 16. September: *Ich will deinen Namen nicht in den Schmutz ziehen, hat er beteuert und mich fast beschworen zu warten, bis er alles geklärt hat. Alles geklärt [...] Ach Paul, glaubst du noch an Wunder? Unsere Liebe war ein Wunder, aber ein sehr flüchtiges [...]*

Ich glaube, ich werde nie vergessen, was ich fühlte, als ich diese hochbegabte Frau auf einen Zustand solcher Verzweiflung reduziert sah, dass sie wie ein gejagtes Tier herumlief.

So Jean PERRIN, Freund und Physikerkollege der Curies. Er rät ihr, Frankreich zu verlassen, was aber aus ihrer Sicht einer Flucht und Niederlage gleichgekommen wäre. Causticum flieht nicht. Causticum kämpft für seine Rechte und die Rechte der Anderen (eben *wie ein gejagtes Tier*), in diesem Fall Paul Langevins. Hier erkennen wir eventuell den tierischen Anteil des Mittels Causticum, das ja überwiegend dem Mineralreich zuzuordnen ist (SANKARAN).

Rajan SANKARANs Empfindungsmethode ordnet die homöopathischen Mittel drei Naturreichen zu. Kurz zusammenfassend gesagt geht es im Tierreich („Wer berührt mich?") um Angriff und Flucht (also ums Überleben), im Mineralreich um Strukturen („Was fehlt mir?") und im Pflanzenreich um Empfindsamkeit und Reaktionsfähigkeit („Was berührt mich?").
Am 27. September 1910 schreibt sie einen sehr langen und sehr aufschlussreichen Brief aus ihrem Ferienort L'Arcouest an Paul, in dem ihre Persönlichkeit, ihre Causticum-Persönlichkeit sehr deutlich wird. Der Tenor des Briefes klingt sehr rational und vernünftig, sie bietet sich als Retterin für ihn an, für Paul, der es nicht schafft, aus der für ihn unerträglichen Verbindung zu seiner Frau und Familie zu entkommen. Letztendlich zeugen der Inhalt und die Länge des Briefes aber auch von ihrer Eifersucht. Sie entwirft in diesem Brief eine Strategie, wie sich Paul von seiner Ehefrau trennen kann. Eindeutig übernimmt hier Marie Curie die Führung, offensichtlich hält sie Langevin für zu schwach, selbst die Initiative zu ergreifen.

Deine Familie ist die Brutstätte einer unaufhaltsamen, zerstörerischen Macht und, glaube ich, ganz außer der Norm,
schreibt sie.

Und doch muss sie Angst vor den Morddrohungen der Gattin Langevins haben. Aber, wie gesagt, Flucht käme einer Niederlage gleich und das kommt überhaupt nicht in Frage.
Die ungeklärte Situation der Beziehung hält die nächsten Monate an, bevor es Ende 1911 zu einer verheerenden, massiv verstörenden Auflösung kommt (siehe unten).
Spannend ist, dass die Langevinaffäre weder in Curies Selbstbiografie, noch in der Biografie der Tochter erwähnt wird. Hier soll ein Familiengeheimnis nicht gelüftet werden, offensichtlich ist der Tochter diese Geschichte zu peinlich, offensichtlich hat sie Angst, dass ein negatives Licht, möglicherweise der Gedanke auf die „Konkubine Marie Curie" fallen könnte. Auch hier wäre wieder die Rubrik *„GEMÜT - GEHEIMNISTUERISCH, VERSCHLOSSEN"* zu benutzen.
Die ausführliche Repertorisation der Affäre sieht folgendermaßen aus:

1	GEMÜT - BESCHWERDEN DURCH - Kränkung, Demütigung	79
2	GEMÜT - GEHEIMNISTUERISCH, VERSCHLOSSEN	45

3	GEMÜT - LIEBE - verheiratetem Mann; zu einem	1
4	GEMÜT - GLÜCKSELIGES GEFÜHL	19
5	GEMÜT - BESCHWERDEN DURCH - Liebe; enttäuschte	57
6	GEMÜT - BESCHWERDEN DURCH - Ablehnung, Zurückweisung	13
7	GEMÜT - BESCHWERDEN DURCH - Enttäuschung	53
8	GEMÜT - UNGERECHTIGKEIT; ERTRÄGT KEINE	64
9	GEMÜT - EIFERSUCHT	92
10	GEMÜT - MITGEFÜHL, MITLEID	99
11	GEMÜT - EHEBRECHERISCH	14
12	GEMÜT - VERZWEIFLUNG - Liebe, durch enttäuschte	4
13	GEMÜT - FURCHT - ermordet zu werden	37
14	GEMÜT - GEDANKEN - quälend	40

	caust.	nat-m.	staph.	phos.	sep.	ign.	lyc.	lach.
	1	2	3	4	5	6	7	8
	11	10	10	10	9	8	8	8
	17	23	22	12	10	19	16	15
1	1	3	4	1	1	3	3	2
2	1	1	1	1	2	2	2	1
3		2						
4								
5	2	4	3	1	1	4		2
6	2	2			1		3	
7	1	3	4	1	1	4	2	2
8	3	2	3	1	1	2		

	caust.	nat-m.	staph.	phos.	sep.	ign.	lyc.	lach.
	1	2	3	4	5	6	7	8
	11	10	10	10	9	8	8	8
	17	23	22	12	10	19	16	15
9	1	1	2	1	1	1	1	4
10	2	2	1	3	1	2	1	1
11	1		1	1		1	2	1
12	1							
13			1	1				
14	2	3	2	1	1		2	2

Causticum vor Natrium muriaticum und Staphysagria (schon wieder).
Marie Curie verhält sich in der Affäre zu Langevin so, wie Causticum in
den Psychodynamikbüchern von BAILEY und ELENDT beschrieben wird.
Mitten in diese Affäre fällt Ende 1910 die Bewerbung für eine Mitglied-
schaft in der französischen Akademie der Wissenschaften, für die sich
traditionsgemäß noch nie eine Frau beworben hat.

> *Ich kann für die Wissenschaft kämpfen, aber nicht für mich. Doch
> sie werden mir Überheblichkeit vorwerfen, wenn ich mich nicht
> bewerbe. Ich bin schon Mitglied in der Polnischen, Tschechischen,
> Schwedischen, Niederländischen Akademie, der Kaiserlichen Aka-
> demie in St. Petersburg [...]*

Diese Bewerbung, zu der sie überwiegend gedrängt wird, und die spätere
Ablehnung, führt zu einer weiteren Krise.

> *Ich strebe nicht nach Orden und Auszeichnungen, aber ich könnte
> mitreden und mitbestimmen bei der Vergabe von Stipendien und
> Preisen. Außerdem ist es längst an der Zeit, dass die Akademie
> auch für Frauen geöffnet wird. Ich wäre das erste Mitglied! Und
> sie existiert seit zweihundertfünfzig Jahren!*

Und eine Woche später:

Welche Demütigung! Wie rückständig in ihren moralischen An-sichten sind diese angeblich so klugen Herren. Was haben wir Frauen getan, dass sie uns keine Chancen lassen wollen. Haben sie Angst vor uns? Angst, dass sie eines Tages unterlegen sind? [...] Es gibt Wichtigeres, wofür es sich zu leben lohnt!

„*GEMÜT - BESCHWERDEN DURCH - Kränkung, Demütigung*" und „*GEMÜT - BESCHWERDEN DURCH – Enttäuschung*" und „*GEMÜT - BESCHWERDEN DURCH - schlechte Nachrichten*" wären passende Rubriken. Aber auch ihre feministische, leicht rebellische Seite kommt durch. Doch die Ungerechtigkeit, die ihr entgegengebracht wird, schmollt sie weg mit den Worten es gäbe Wichtigeres, wofür es sich zu leben lohnt.

1	GEMÜT - BESCHWERDEN DURCH - Kränkung, Demütigung	79
2	GEMÜT - BESCHWERDEN DURCH - schlechte Nachrichten	67
3	GEMÜT - BESCHWERDEN DURCH - Enttäuschung	53
4	GEMÜT - DEMUT	8
5	GEMÜT - REBELLISCH	5
6	GEMÜT - SCHMOLLEN	50

	caust.	staph.	nux-v.	ph-ac.	aur.	bry.	lyc.	podo.
	1	2	3	4	5	6	7	8
	5	4	4	4	4	4	4	4
	8	11	8	8	7	7	7	5
1	1	4	2	3	2	2	3	1
2	1	2	2	1	1	2	1	1
3	1	4	2	3	3	2	2	2
4						1		1
5	3							
6	2	1	2	1	1		1	

Wieder Causticum und Staphysagria. Das ist aus dem bisher Gesagten klar nachvollziehbar.

Bei Curies Verhalten geht es immer wieder um dieselben Themen. Da ist zum einen Gerechtigkeit, und zwar Gerechtigkeit insbesondere für Frauen. Gleichheit ist ihr besonders wichtig. Wie zitiert, ist eine Frau genauso klug wie ein Mann. Immer versucht sie, einen friedvollen Weg zu wählen, Aufmerksamkeit in der Öffentlichkeit ist ihr eigentlich fast immer zu viel. Ihre Zurückhaltung ist beinahe demütig. Sie äußert sich in gesellschaftlicher Kontaktscheuheit. Und genauso werden ja auch, wie oben schon erwähnt, ihre Töchter erzogen.

Sie hasst Ungerechtigkeit, hier beginnt sie auch zu kämpfen. Und das durchaus erfolgreich. Aber dieser Kampf kann auch ein Kampf gegen Windmühlen sein, wie es im weiteren Verlauf mit Paul Langevin ist. Als im April die gemeinsamen Briefe der beiden aus der Wohnung gestohlen werden, später im Jahr die Tagespresse die Affäre ausschlachtet (Marie Curie spricht von einer *Hexenjagd*), wird sie öffentlich angefeindet, wird als Ausländerin, Jüdin und Ehebrecherin beschimpft. Die alten Kränkungen kommen wieder hervor, das Gefühl von Ungerechtigkeit überwältigt sie, sie muss sich zurückziehen, da ein offener Kampf ihr aussichtslos erscheint. Aber es kommt doch zu einem Duell (allerdings nicht zum Schusswechsel), einem Duell zwischen LANGEVIN und einem gewissen Journalisten, der die Briefe veröffentlicht hat.

Oh Marie, ein Duell wegen dir, dazu reicht deine Vorstellungskraft nicht aus [...] Wenn Paul verletzt oder sogar getötet [...] Wie viel Leid, Marie, kannst du noch ertragen? Niemand sollte mehr sagen; Eine Gouvernante heiratet man nicht. Niemand sollte mehr sagen: Ich sei nur Pierres Assistentin gewesen oder die Konkubine eines erfolgreichen Wissenschaftlers.
Ich bin zu erschöpft, um weiterzuschreiben. Ich möchte in einen tiefen Schlaf fallen und nicht mehr aufwachen.
Marie Curie in ihrem Tagebuch, welches damit endet.

ALBERT EINSTEIN schrieb an seine Freund Heinrich Zangger:

Die in den Zeitungen kolportierte Schauergeschichte ist Unsinn. Dass Langevin sich scheiden lassen will, ist schon länger bekannt [...] Ich glaube auch nicht, dass Frau Curie herrschsüchtig oder sonst -süchtig ist. Sie ist eine schlichte, ehrliche Person, der ihre Pflichten und Lasten fast über den Kopf wachsen.

Jeanne Langevin verklagt ihren Ehemann wegen „Verkehrs mit einer Konkubine in der ehelichen Wohnung". Letztendlich kommt es zu einer außergerichtlichen Einigung.

Anfang Dezember 1911 ist Marie Curie mit ihrer Schwester Bronia und ihrer Tochter Irène in Stockholm um den zweiten Nobelpreis, diesmal für Chemie für die Entdeckung des Poloniums und Radiums entgegenzunehmen. Und dieser wäre ihr zuvor wegen der Verleumdungen im Rahmen der Langevingeschichte beinahe noch aberkannt worden.

Die schweren Kränkungen und Demütigungen führen Ende 1911 zu einer akuten Nierenerkrankung, so dass sie ins Hospital muss. An den Folgen dieser dann chronisch-komplizierten Nierenentzündung wird sie die nächsten zwei Jahre leiden.
Es handelt sich um eine chronische Pyelonephritis, möglicherweise auch infolge einer asymptomatischen Tuberkulose, vor der sie Zeit ihres Lebens Angst hatte („GEMÜT - FURCHT - Tuberkulose; vor").

Im März 1912 wird sie an den Nieren operiert, erholt sich aber nur sehr langsam. Symptomatisch wird von heftigen, krampfartigen Schmerzanfällen berichtet.

„NIEREN - SCHMERZ - krampfartig" (Causticum im dritten Grad) und *„GEMÜT - BESCHWERDEN DURCH - Kummer".*

Von diesem *verschiedenartigem Kummer*, der sie krank macht, spricht sie wörtlich in ihrer Selbstbiografie. Und Ève, die die Langevinaffäre verschwiegen hat, schreibt:

Von körperlichen Leiden gepeinigt, verfolgt von der Erbärmlichkeit der Menschen, versteckt sie sich wie ein zu Tode gehetztes Tier.

So verleugnet sie ihren Namen Curie und nimmt für eine Übergangszeit wieder ihren Geburtsnamen Sklodowska an.
Erst erneute Aufgaben, nämlich die Errichtung des Radium-Instituts in Warschau, lässt sie langsam gesunden. Der Gedanke, in ihr Vaterland zurückzukehren, ist für sie anziehend und erschreckend zugleich. Sie entschließt sich, in Paris zu bleiben und den Aufbau des Radium-Instituts in der Rue Pierre Curie zu begutachten, aber auch mitzugestalten. Insbeson-

dere die Gestaltung der Außenanlagen und der Gärten machte ihr große Freude. „GEMÜT - NATUR - liebt" ist erneut die passende Rubrik.

Das Jahr 1913 ist von weiterer, allmählicher Gesundung geprägt. Im März des Jahres stattet EINSTEIN einen längeren Besuch ab. Für den Sommer wird eine gemeinsame Wandertour im Engadin beschlossen. EINSTEIN schreibt darauf an seine Cousine:

> *Frau Curie ist sehr intelligent, aber eine Häringseele, das heißt arm an jeglicher Freude und Schmerz. Ihre Gefühle bringt sie hauptsächlich durch Murren zum Ausdruck.*

„GEMÜT - MURREN"

In dieser Zeit beschreiben viele sie als „finster" und „steif". Die Schwermut, die Verzweiflung und Schuldgefühle lassen mich in dieser Zeit sehr stark an Aurum denken. So findet sich Aurum auch in der Rubrik: „GEMÜT - GLEICHGÜLTIGKEIT, APATHIE - Freudlosigkeit".
In der Rubrik: „GEMÜT – INTELLIGENT" finden sich weder Causticum noch Aurum, allerdings Carcinosinum.

Im Oktober 1913 nimmt sie als einzige Frau am 2. Solvay-Kongress in Brüssel teil. Die nächsten 21 Jahre ihres Lebens bis zu ihrem Tod verbringt sie ohne einen neuen Mann an ihrer Seite als selbstlose, freiwillige Helferin im ersten Weltkrieg, gefeierte Wissenschaftlerin und strenge, ehrgeizige Leiterin ihres Labors, sowie hochangesehene Professorin der Sorbonne.
Im November 1913 fährt sie zur Einweihung des Radium-Instituts nach Warschau, wo sie in ihrer Muttersprache folgende Worte spricht:

> *Dieses arme, von einem barbarischen und widersinnigen Regime misshandelte Land tut wirklich viel, um sein sittlich und geistiges Erbe zu verteidigen. Man muss weiter durchhalten. Doch was für eine Existenz! Was für Lebensbedingungen.*

Durchhalten, für sich kämpfen, sich nicht unterkriegen lassen, nicht von politischen Ereignissen, nicht von anderen Menschen. Durchhalten ist das Lebensprinzip Marie Curies.
Und das nächste weltpolitische Ereignis steht kurz bevor, der erste Weltkrieg. Und so schrecklich der Krieg ist und Marie Curie sieht einen langen, furchtbaren Krieg voraus, so kann sie, zusammen mit ihrer Tochter Irène,

ihren Wünschen nach aufopfernder, freiwilliger Hilfe ganz gerecht werden und ihr neues Vaterland Frankreich mit ganzem Herzen unterstützen.

Der Gedanke tut weh, dass die Menschheit, nach so vielen Jahrhunderten der Entwicklung, immer noch nicht gelernt hat, Schwierigkeiten anders als durch Gewalt zu lösen,

schreibt sie ihrer politischen Freundin Hertha Ayrton.

Doch welch ein Massaker werden wir erleben, und welcher Irrsinn, es geschehen zu lassen!
Und an Irène:
Du und ich, Irène, wir werden trachten, uns nützlich zu machen.

„*GEMÜT - VORAHNUNGEN*" ist hier die entsprechende Rubrik.
Im Krieg sind ihre Ausgabebücher, die sie weiterhin penibel führt, voll von Einträgen zu Spendengeldern, für die Polenhilfe, die nationale Hilfe, für Armenunterkünfte und weitere Hilfsprojekte. So verwendet sie auch Teile des Nobelpreisgeldes als Spenden und französische Kriegsanleihen, ganz uneigennützig.
Zusätzlich fasst sie aber auch selbst mit an, zusammen mit ihrer Tochter tritt sie in den französischen Gesundheitsdienst ein bzw. organisiert selbigen entscheidend mit.
Sie hat erfahren, dass es grundlegende Mängel bei der Versorgung der Verwundeten an der Front gibt, dass Röntgenapparate fehlen, sowohl in den umliegenden Krankenhäusern und erst recht direkt an der Front. So kommt ihr die Idee von mobilen Röntgenstationen in Form von Röntgen-LKWs. Die komplette Umsetzung der Realisierung dieses Vorhabens wird von ihr selbst mit äußerstem Engagement und Ehrgeiz unternommen. Und die Umsetzung betrifft nicht nur die Röntgenwagen, auch die Militärbürokratie muss bewältigt werden. Und diese sieht den Einsatz von Frauen in unmittelbarer Nähe zur Front nun einmal nicht vor. Mit unaufhaltsamer Hartnäckigkeit und Energie kann Marie Curie aber auch diese Probleme überwinden. So werden ihr finanzielle Mittel für 18 Röntgenautomobile zur Verfügung gestellt.
Ève Curie schreibt in der Biografie ihrer Mutter über deren Einsatz im Krieg:

Sie packt ein, lädt auf, lädt ab, fährt ihren alten Röntgenwagen von Laboratorium zu Laboratorium, vollbringt eine wahre Ameisenarbeit [...] Röntgenwagen, Röntgenstationen, Emanationsamt [...]

*Das ist noch nicht genug. [...] Sie macht den Vorschlag, eine Rönt-
gen-Lehranstalt zu gründen [...] Marie hat die außerordentliche
Gabe, die Wissenschaft einfachen Menschen zugänglich zu machen,
[...] Die grauhaarige, bescheiden gekleidete Frau ist voller Herzlichkeit gegen die Verwundeten [...] Sie hat etwas an sich, das ihnen
wohltut, eine sanfte Stimme, leichte Hände, viel Geduld und vor allem den ungeheuren Respekt vor dem menschlichen Leben. Um einen Menschen zu retten, um ihm Leiden zu ersparen, ist sie zum
äußersten Kraftaufwand bereit.*

Allerdings hört man auch folgende Worte der jüngeren Tochter:

*Die Polin vergisst, dass Frankreich nur ihr Adoptiv-Vaterland ist.
Die Mutter denkt nicht daran, zu ihren Kindern zu gehen. Das zar-
te, zerbrechliche Wesen kümmert sich nicht um seine Leiden, und
die Gelehrte verschiebt ihre eigenen Arbeiten auf bessere Zeiten.
Marie hat nur einen Gedanken: ihrem zweiten Vaterland zu dienen.
Angesichts des furchtbaren Ernstes der Lage offenbaren sich wieder ihre Intuition und ihr Unternehmensgeist. [...] Dieser eigensin-
nigen, stolzen Frau liegt es nicht, die Flucht zu ergreifen. Angst
haben heißt dem Gegner gefällig zu sein. Um nichts in der Welt
würde sie einem triumphierenden Feind die Befriedigung gönnen,
ein verlassenes Curie-Laboratorium zu besetzen. [...]
Niemals spricht sie von Strapazen und Gefahren. Sie trägt ein un-
bekümmertes, ja heiteres Gesicht zur Schau – heiterer als es jemals
war. Der Krieg hat sie diese Heiterkeit gelehrt, die die schönste
Maske des Mutes ist. [...]
Für Marie ist das Wort ICH nicht hassenswert: Es existiert nicht.*

Die Repertorisation der Kriegsjahre ergibt der Persönlichkeit und des
Arzneimittelbildes entsprechend Causticum. Uneigennützige Hilfsbereitschaft bis zur Selbstaufgabe, zur Aufgabe der geliebten Familie, und dies
alles, um das Ungerechte des Krieges zu sühnen, Frieden wiederherzustel-
len, all das zeichnet das Arzneimittelbild von Causticum aus.

1	GEMÜT - VORAHNUNGEN	42
2	GEMÜT - FURCHT - geschehen; etwas werde	136
3	GEMÜT - FLEIßIG	158
4	GEMÜT - BEHARRLICHKEIT	29

5	GEMÜT - ENTSCHLOSSENHEIT	26
6	GEMÜT - WILLE - große Willenskraft, Anstrengung des Willens	19
7	GEMÜT - MILDE	121
8	GEMÜT - REBELLISCH	5
9	GEMÜT - BESTIMMTHEIT	48
10	GEMÜT - WOHLWOLLEN, GÜTE	46
11	GEMÜT - ANGST - andere, um	47
12	GEMÜT - LIEBEVOLL, VOLLER ZUNEIGUNG, HERZLICH	89
13	GEMÜT - MITGEFÜHL, MITLEID	99
14	GEMÜT - UNGERECHTIGKEIT; ERTRÄGT KEINE	64
15	GEMÜT - IDEALIST	8
16	GEMÜT - MUTIG	53
17	GEMÜT - SELBSTLOSIGKEIT	9
18	GEMÜT - DEMUT	8
19	GEMÜT - SEELENRUHE, GELASSENHEIT	204

	caust.	carc.	sulph.	nux-v.	phos.	lyc.	nat-c.	ars.
	1	2	3	4	5	6	7	8
	14	14	14	13	13	12	12	11
	28	24	19	23	22	16	15	17
1	2	2			1	1		1
2	3	1	2	3	3	2		2
3	1	1	1	1	1	2	1	1
4			1	1	1	1	1	2
5	2		1	3	2	2	1	
6	2		2	3		1		1
7	1	2	2	2	2	2	1	3
8	3	2						
9	2	1	1	1		1		1
10		3	1	1	1		2	

	caust.	carc.	sulph.	nux-v.	phos.	lyc.	nat-c.	ars.
	1	2	3	4	5	6	7	8
	14	14	14	13	13	12	12	11
	28	24	19	23	22	16	15	17
11	1	1	2	2	3		1	2
12	2	1	2	2	2	1	1	1
13	2	3	1	2	3	1	2	
14	3	3	1	1	1		1	1
15	3					1		
16		1	1	1	1		1	
17		2					2	
18								
19	1	1	1		1	1	1	2

Das zweite Mittel dieser Repertorisation ist wieder Carcinosinum, was sehr gut nachzuvollziehen ist (Mitgefühl, Seelenruhe, Milde, Güte – alles Begriffe einer carcinosinischen Geborgenheit) Auch die miasmatische Einordnung passt wieder gut dazu, dass Causticum, wie bereits mehrfach betont, am ehesten mehrmiasmatisch ist. Unter den ersten zehn Mitteln finden sich alle Miasmen in dieser Auflistung.

Das Mittel Natrium carbonicum an siebenter Stelle kommt durch die Selbstlosigkeit und die Sanftheit Curies so weit nach vorne. Ich würde Natrium carbonicum miasmatisch als tuberkulinisch-sykotisch einstufen, als ein Mittel, das nicht so depressiv wie Natrium muriaticum ist, dafür aber ängstlicher und eher Lycopodium, das sykotisch ist, nahekommt. Für mich ist die Person des Seligman in Lars von Triers Film Nymphomaniac eine typische Natrium carbonicum Persönlichkeit (wobei man bei ihm auch an Plumbum denken könnte). (P. C. HIRSCH)

Dass Causticum in der Gemütsrubrik „...Selbstlosigkeit" nicht steht, ist für mich nicht verständlich und sollte nachgetragen werden. In der Materia Medica ist diese Rubrik selbstverständlich zu finden (siehe BOMHARDT).

Das Jahr 1919 ist für Marie Curie ein Jahr der Besinnung. Sie hat wieder Zeit für ihre Töchter, kann gemeinsam mit den beiden die Ferien in L'Arcouest verbringen.

Bis ans Ende wird ihre Zärtlichkeit über das Schicksal ihrer bei-
den so verschieden gearteten Kinder wachen, ohne jemals eines
dem anderen vorzuziehen. Irène und Ève werden in allen Wechsel-
fällen des Lebens in ihr eine Beschützerin und warmherzige Ver-
bündete finden [...]
schreibt Ève.

Ich hege eine starke Abneigung dagegen, mich einer großen
Gruppe zum Zweck einer öffentlichen Kampagne anzuschließen
[...] In welcher Form ich mich sozial engagieren könnte, weiß ich
noch nicht genau [...] auf jeden Fall lieber mit einer kleinen, ho-
mogenen Gruppe von Menschen [...],

schreibt Marie in Briefen an Romain Rolland und Henri Barbusse, die
vergeblich versuchen, Marie Curie für die neu gegründete, linke Clarité-
Bewegung zu gewinnen. Anstatt dessen tritt sie dem Internationalen Insti-
tut für geistige Zusammenarbeit des Völkerbundes bei. Eine Zeitlang dient
sie dieser Organisation sogar als Vizepräsidentin. Wichtig ist ihr, mehr zu
handeln als zu reden.

Das große Ziel müsse sein, die gewinnbringenden Gewohnheiten
der Zusammenarbeit auf dieser Welt zu verbreiten und zu stärken,
angespornt durch eine große Friedenshoffnung,
so CURIE 1930.

„GEMÜT - DISKUTIEREN - *politischen Streitgesprächen, geneigt zu*"
wäre die passende Rubrik. Causticum diskutiert, ist durchaus politisch
aktiv, möchte politische Gerechtigkeit, aber nur friedlich. Krieg verab-
scheut Causticum.

Für die Wiederaufnahme der Laborarbeiten birgt das Jahr 1919 allerdings
erhebliche finanzielle Hürden. So fehlt fast alles, Instrumente waren aus
dem Labor für Kriegszwecke entwendet worden und müssen neu beschafft
werden. Es fehlt aber an Geld, die Vorkriegsquellen sind erschöpft und es
müssen neue Wege der Finanzierung gefunden werden. Mit Ausdauer,
Geduld und ausgeprägter Hartnäckigkeit geht Marie Curie die Aufgabe an
und hat letztendlich auch Erfolg.
So findet der „Krieg gegen den Krebs", wie die medizinische Forschung im
Volksmund genannt wird, beträchtliche finanzielle Unterstützung durch
private Investoren. Erfolge der Röntgentherapie im Krieg lassen die Hoff-

nung der Mediziner steigen, dass Radium vielleicht auch ein Heilmittel gegen Krebs sein könnte (was es dann ja auch wird). Zum Schutz ihres Privatlebens errichtet Marie Curie eine Art Schutzwall. So lässt sie private Anfragen und Interviews in der Regel nicht zu. Pressevertreter werden beinahe generell von ihrer Sekretärin abgewiesen. Die Antipathie gegen Journalisten sitzt aufgrund der Erfahrungen der Langevin-Affäre noch sehr tief. So kommt es auch, dass eine Journalistin der amerikanischen Zeitschrift „The Delineator" (Der Beschreiber) mit dem Namen Marie Mattingley MELONEY bezüglich der Anfrage eines Interviews zunächst abgewiesen wird.

Es ist unmöglich, die Unwichtigkeit der Leute zu übertreiben,

steht auf MELONEYs Karte bezüglich des gewünschten Interviewtermins und möglicherweise beeindruckt diese Bemerkung über die Unwichtigkeit der Menschen Marie Curie so sehr, dass sie dem Interview zustimmt.

Ich sah eine blasse, schüchterne, kleine Frau in einem schwarzen Baumwollkleid, mit dem traurigsten Gesicht, in das ich je geblickt habe [...] ihr freundliches, geduldiges, schönes Gesicht hatte den distanzierten Ausdruck des Gelehrten. Plötzlich kam ich mir vor wie ein Eindringling. Ich hatte die Sprache verloren. Meine Schüchternheit übertraf noch die ihre. Zwanzig Jahre lang hatte ich berufsmäßig Leute befragt, aber dieser sanften Frau in ihrem schwarzen Baumwollkleid konnte ich keine einzige Frage stellen, schreibt MELONEY.

So wird die Legende um Marie Curie geboren. Diese berühmte Frau, demütig-bescheiden, keine karrieresüchtige, herrschsüchtige, arrogante Feministin.

Eher die tragische Witwe, sich selbst aufopfernd, dem Erdboden entrückt und mittellos, schreibt QUINN.

Aber auch dickköpfig, wie schon EINSTEIN bemerkt hat.

1	GEMÜT - SCHÜCHTERNHEIT, ZAGHAFTIGKEIT	222
2	GESICHT - FARBE - blaß	346

3	GEMÜT - ELEGANZ, ANMUT - keine Eleganz	14
4	GEMÜT - DISTANZIERT	61
5	GEMÜT - DEMUT	8
6	GEMÜT - TRAURIGKEIT - Schicksalsschläge; durch	17
7	GEMÜT - LIEBEVOLL, VOLLER ZUNEIGUNG, HERZLICH	89
8	GEMÜT - KURZ ANGEBUNDEN - schroff	23
9	GEMÜT - ZURÜCKHALTEND, RESERVIERT	135
10	GEMÜT - SCHWEIGSAM	315
11	GEMÜT - EIGENSINNIG, STARRKÖPFIG, DICKKÖPFIG	158

	sulph.	sep.	caust.	nat-m.	lach.	calc.	nux-v.	staph.
	1	2	3	4	5	6	7	8
	10	10	9	9	9	8	8	8
	19	17	17	17	12	18	17	15
1	3	3	2	2	1	3	2	1
2	3	3	2	3	2	3	2	1
3	1	1	1	1	1	1	1	
4	1	2						
5								
6	2	2	1	1	2	2		2
7	2	1	2	2	1	2	2	2
8	1	2	3	2	2		3	2
9	1	1	1	3	1	2	1	2
10	3	1	3	2	1	2	3	3
11	2	1	2	1	1	3	3	2

Sulphur und Causticum als mehrmiasmatische Mittel, Sepia und Natrium muriaticum als tuberkulinische, gefolgt von Lachesis als syphilinischem und Calcarea als psorischem Mittel. Auch Staphysagria und Arsenicum album passen zu dieser Repertorisation.

Causticum wird durch die Worte „Selbstaufopferung" und „vom Erdboden entrückt" bestätigt. Der Mythos, die Legende, fast mit Heiligenschein, eine Jesusgestalt, eine Mutter Theresa, die wohl auch dem Arzneimittelbild Causticum zuzuweisen wäre.

Für MELONEY ist Marie Curie ein Idol. Wissenschaftlerin, Ehefrau und Mutter-alles richtig gemacht. Allerdings sind die Auffassungen zur Mutterrolle der beiden Frauen grundsätzlich verschieden.
Die Aprilausgabe des Delineators 1921 widmet MELONEY beinahe ausschließlich dem Leben und Wirken Marie Curies.

> *Eine Frau von seltener Schönheit, mit klassischem Kopf* [...] *die Züge einer altgriechischen Statue. Das Gesicht hingegen ist nicht griechisch. Es ist weicher, voller, menschlicher. Überstandenes Leid und Geduld sprechen aus ihm. Es ist das Gesicht einer Mutter.*

In der Kriegszeit sieht MELONEY Curie als *Mutter und Dienerin eines gequälten Volkes.*
Dass es ihr nicht möglich sei, nach Amerika zu kommen, sei durch die Tatsache bedingt, dass sie ihre fast erwachsenen Kinder nicht alleinlassen könne.
Darüber hinaus stellt sie Marie Curie als beinahe mittellose, verarmte Frau (Witwe) dar, was so nicht stimmt. Aus diesem Armuts-Mythos heraus sammelt MELONEY in Amerika schließlich 100000 Dollar durch Spendengelder für ein Gramm Radium, dass Curie vom Präsidenten der Vereinigten Staaten dann persönlich überreicht werden soll. Zusätzlich konnten 10000 Dollar für die Autobiografie Marie Curies bereitgestellt werden.
So wächst im Laufe der Zeit kontinuierlich Curies Vermögen. Vor ihrem Tod besitzt sie mehrere Ferienhäuser in Frankreich.
Eine weitere Legende, die durch MELONEY installiert wird, ist die Tatsache, dass Radium das Allheilmittel gegen Krebs und andere chronische Krankheiten sei. So gelingt es auch letztendlich, relativ schnell die erforderlichen Geldmittel zu beschaffen.
Und diese Legendenbildung hat sowohl in Amerika wie auch in Europa und insbesondere in Frankreich Folgen (siehe unten).
Kurz vor ihrer Abreise am 4. Mai 1921 versammeln sich Frankreichs höchste Würdenträger, einschließlich des Präsidenten, um Marie Curie zu huldigen.

Sarah Bernhardt rezitierte eine „Ode an Madame Curie", in der Curie als „Schwester des Prometheus" figuriert, so QUINN.

Sieben Wochen dauert diese erste Amerikareise, die sie zusammen mit ihren Töchtern und einer Freundin antritt, zehn akademische Ehrentitel sowie zahlreiche weitere Ehrungen werden vergeben. Reichlich Termine und Veranstaltungen und insbesondere das „größte Treffen amerikanischer Collegestudentinnen", machen die Reise trotz mehrerer Absagen von Veranstaltungen, für Curie sehr anstrengend. Die Heldin Marie Curie wird installiert, jetzt kann der Heldenmythos ausgebaut werden.
So kommt es dazu, dass in den 20er Jahren deutlich mehr Frauen an den Universitäten promovieren, man spricht von der „Madame-Curie-Strategie" des Studiums. Eifer, Ehrgeiz und das feste Ziel einer hochgesteckten Karriere sollen Frauen ein gutes Studium ermöglichen.
Anfang der 20er Jahre erkrankt sie an einer Katarakt, die in den folgenden Jahren mehrmals operiert wird. *„AUGE - KATARAKT".* Causticum im 4. Grad.

Auch klagt sie in einem Brief an ihre Schwester Bronia, dass sie ein fast ununterbrochenes Sausen in den Ohren verspüre. Auch in dieser Rubrik *„OHR - GERÄUSCHE IM OHR, OHRGERÄUSCHE - Sausen, Brausen"* findet sich Causticum im dritten Grad.
Zunehmend werden in den folgenden Jahren schwerste Nebenwirkungen der Radiumtherapie bekannt, von mehreren Todesfällen in Radiumlaboren wird berichtet. Marie Curie nimmt diese Ergebnisse nur widerwillig zur Kenntnis und noch 1929 gibt es über 80 patentierte Mittel mit radioaktiven Inhaltsstoffen.
Ihre eigenen Leiden versucht Marie Curie in den letzten Lebensjahren immer zu verheimlichen.

Sprich mit niemandem darüber, damit sich keine Gerüchte verbreiten. [...] Es geht keinen Menschen etwas an, dass ich zerstörte Augen habe.

„GEMÜT - GEHEIMNISTUERISCH, VERSCHLOSSEN"

Und sie will auch kein Mitleid, kann allerdings selbst sehr viel Mitgefühl und Mitleid zeigen. („GEMÜT - TROST - agg. - Mitleid, Mitgefühl agg.")

Die beste Therapie der Strahlenkrankheit ist das Meiden der strahlenden Substanz und körperliche und geistige Ruhe. Und genau das kann Curie nicht, immer muss sie arbeiten. Arbeiten. Arbeiten.

1927 erkrankt auch ihre Tochter Irène an einer Anämie, während ihrer ersten Schwangerschaft. Ihr wird ein Winterurlaub in den Bergen und Wintersport empfohlen. Ende des Jahres kommt ihr erstes Enkelkind Hélène zur Welt. Ein Jahr zuvor heiratet ihre Tochter den Physiker Frédéric Joliot. 1932 erlebt sie auch noch die Geburt ihres zweiten Enkelkindes Piérre. Den Nobelpreis für Physik, den ihre Tochter 1935 zusammen mit ihrem Mann für die Entdeckung der künstlichen Radioaktivität erhält, erlebt sie allerdings nicht mehr.
Die Gemeinschaft der Familie ist das einzige gute, schreibt sie in einem Brief an Bronia. (*„GEMÜT - LIEBE - Familie; die"*)

In den letzten Lebensjahren reist Curie sehr viel. *„GEMÜT - REISEN - Verlangen nach"* ist die entsprechende Rubrik, die auch Causticum enthält. So besucht sie neben vielen europäischen Ländern z.B. auch Brasilien. Dabei ist Sport in Form von Wandern und Schwimmen ihr immer sehr wichtig. Schließlich hat sie das ja auch schon als kleines Kind von ihren Eltern so gelernt.
So reist sie 1929 noch einmal nach Amerika um erneut ein Gramm Radium geschenkt zu bekommen, welches sie diesmal für das Radium-Institut in Warschau benötigt.

1	GEMÜT - WANDERN, HERUMWANDERN - Verlangen zu wandern	33
2	GEMÜT - SCHWIMMEN - Verlangen zu schwimmen	3
3	GEMÜT - REISEN - Verlangen nach	61
4	GEMÜT - NATUR - liebt	23
5	AUGE - KATARAKT	108
6	OHR - GERÄUSCHE IM OHR, OHRGERÄUSCHE - Sausen, Brausen	246
7	GEMÜT - GEHEIMNISTUERISCH, VERSCHLOSSEN	45
8	GEMÜT - TROST - agg. - Mitleid, Mitgefühl agg.	17
9	GEMÜT - LIEBE - Familie; die	32

	caust.	calc.	ign.	bell.	phos.	nat-m.	carc.
	1	2	3	4	5	6	7
	6	6	6	6	6	6	6
	12	11	10	9	9	8	7
1		2	1				1
2							
3	1	1	2	1	2	1	2
4	1				1		1
5	4	3	1	1	2	1	
6	3	2	1	3	2	2	
7	1		2	1	1	1	1
8		1	3	2		2	1
9	2	2	1		1	1	1

Noch in ihrem letzten Lebensjahr arbeitet Marie Curie 12-14 Stunden pro Tag. Und genau das hält sie wahrscheinlich am Leben. Nachdem ihre Tochter Irène ausgezogen ist, wohnt sie mit Ève zusammen.
Sätze von Ève aus ihrer Biografie:

Man kann mit ihr von allem reden, zumal von kindlichen Dingen [...] es ist ein unerwartetes, jugendliches Lachen [...] Politische Gespräche führt sie ohne Schärfe [...] Doch den Idealen der jungen polnischen Fortschrittlerin ist sie treu geblieben [...] neben einem außerordentlichen Menschen zu leben – außerordentlich nicht nur durch sein Genie, sondern durch seine Menschlichkeit, durch seinen angeborenen Abscheu vor allem Kleinlichen.

Marie Curie:
Ich glaube, dass wir unsere moralischen Kräfte aus einem Idealismus ziehen sollen, der, ohne hochmütig zu machen, uns in unseren Ansprüchen und Träumen hoch greifen lässt.

Im Mai 1934 erkrankt Marie Curie schwer. Unklare Fieberattacken mit Schüttelfrost lassen die Mediziner an eine exazerbierte Tuberkulose denken. Sie empfehlen, dass sie in die Savoier Berge in ein Sanatorium nach Sancellemoz gebracht wird. Auf dem Weg dorthin kollabiert sie mehrfach,

u.a. sitzend im Zug. Vor der Abreise hat sie noch alles sorgfältig im Labor geregelt.
Im Sanatorium besteht sie selbst darauf die Temperatur zu messen. Letztendlich stirbt sie am Morgen des 4. Juli 1934 an einer schnell verlaufenden, von hohem Fieber begleiteten perniziösen Anämie als Folge der Strahlenkrankheit.

Ein Versuch einer Repertorisation der letzten Tage Marie Curies nach den biografischen Aufzeichnungen insbesondere der Tochter Ève könnte so aussehen:

1	ALLGEMEINES - ANÄMIE - perniziös	14
2	GEMÜT - BEWUßTLOSIGKEIT - häufige kurze Anfälle von Bewußtlosigkeit	22
3	GEMÜT - BEWUßTLOSIGKEIT - Sitzen, im	12
4	EXTREMITÄTEN - KÄLTE - Hände - eisige Kälte	66
5	FROST - SCHÜTTELFROST	236
6	EXTREMITÄTEN - KÄLTE - Hände - Fieber; während	39
7	FIEBER - FRÖSTELN, MIT	62
8	FIEBER - ABFOLGE DER STADIEN - Hitze - gefolgt von - Frost	45
9	GEMÜT - SORGSAMKEIT, SORGFALT	43
10	GEMÜT - HEIKEL, PINGELIG	77

	ars.	caust.	calc.	phos.	nux-v.	puls.	nat-m.	thuj.
	1	2	3	4	5	6	7	8
	8	8	8	8	7	7	7	7
	18	15	13	13	17	16	11	11
1	2		1	2			1	
2	3	1	1	2			2	

	ars.	caust.	calc.	phos.	nux-v.	puls.	nat-m.	thuj.
	1	2	3	4	5	6	7	8
	8	8	8	8	7	7	7	7
	18	15	13	13	17	16	11	11
3		2					1	
4	1	2	1	1	2	2		1
5	3	3	2	3	3	3	3	3
6		1	1	1	1			1
7	2	2	3	1	3	3	1	3
8	1	2	3	2	3	3	1	1
9	3		1		3	3		1
10	3	2	1	1	2	1	2	1

Mit Arsenicum album und Causticum finden sich zwei sykotisch-syphilinische Mittel in Front. Sie zeigen m.E. sehr schön den Übergang zur Syphilinie: einer Syphilinie, die sehr schnell tödlich endet.

Gesamtrepertorisation der über das Leben Marie Curies wichtigsten Symptome, die ihrer Persönlichkeit am besten entsprechen:

1	GEMÜT - PFLICHT - zu viel Pflichtgefühl	38
2	GEMÜT - LIEBE - Familie; die	32
3	GEMÜT - SACHLICH, VERNÜNFTIG	17
4	GEMÜT - IDEEN, EINFÄLLE - Reichtum an, Klarheit des Geistes	176
5	GEMÜT - UNGERECHTIGKEIT; ERTRÄGT KEINE	64
6	GEMÜT - IDEALIST	8

7	GEMÜT - BESCHWERDEN DURCH - Tod von geliebten Personen - Eltern oder Freunde, der	25
8	GEMÜT - BESCHWERDEN DURCH - Liebe; enttäuschte	57
9	GEMÜT - BESCHWERDEN DURCH - Ablehnung, Zurückweisung	13
10	GEMÜT - MITGEFÜHL, MITLEID	99
11	GEMÜT - ANGST - andere, um	47
12	GEMÜT - NATUR - liebt	23
13	GEMÜT - EHRGEIZ - erhöht, vermehrt, sehr ehrgeizig	72
14	GEMÜT - ENTSCHLOSSENHEIT	26
15	GEMÜT - FLEIßIG	158
16	GEMÜT - FROH - abwechselnd mit - Traurigkeit	76
17	GEMÜT - NEUGIERIG	39
18	GEMÜT - WILLE - große Willenskraft, Anstrengung des Willens	19
19	GEMÜT - ÜBERPRÜFEN - zweimal oder öfter kontrollieren; muß alles	16
20	GEMÜT - SORGEN; VOLLER - Verwandte, um	20
21	GEMÜT - REBELLISCH	5
22	GEMÜT - GEFÜHLE, EMOTIONEN, GEMÜTSBEWEGUNGEN - unterdrückte	26

	caust.	carc.	nat-m.	phos.	aur.	sulph.	lach.	lyc.
	1	2	3	4	5	6	7	8
	20	16	14	13	13	13	13	13
	37	21	21	21	20	19	18	18
1	1	1	1		1			1
2	2	1	1	1	2	1	1	
3			1				1	

	caust.	carc.	nat-m.	phos.	aur.	sulph.	lach.	lyc.
	1	2	3	4	5	6	7	8
	20	16	14	13	13	13	13	13
	37	21	21	21	20	19	18	18
4	1	1		3	1	2	3	2
5	3	3	2	1	1	1		
6	3							1
7	3		1				1	1
8	2	1	4	1	3	1	2	
9	2	1	2		2	2		3
10	2	3	2	3	1	1	1	1
11	1	1		3		2		
12	1	1		1				
13	2	1	1	1	1	2	2	1
14	2			2	1	1	1	2
15	1	1	1	1	3	1	2	2
16	2	1	2	2	2		1	1
17		1		1	1	1	1	1
18	2				1	2	1	1
19	1	1	1					
20	2		1	1		2	1	
21	3	2	1					
22	1	1	1	3	2	2	2	2

In dieser Repertorisation sind nur die wichtigsten Symptome aufgelistet, die ihre Persönlichkeitsstruktur über ihr gesamtes Leben begleiten. Aus den obigen Einzelrepertorisationen ist, denke ich, sehr schön deutlich geworden, wie genau Marie Curie in das Arzneimittelbild von Causticum einzuordnen ist.

Dass Carcinosinum als zweites Mittel erscheint, gefällt mir ebenfalls sehr gut. Auch die folgenden Mittel passen recht gut und zeigen, wie oben mehrfach erwähnt, die Mehrmiasmatik von Causticum. Miasmatisch ähnelt m.E. Causticum Sulphur (zumindest was die Mehrmiasmatik angeht), mit dem Unterschied, dass Causticum einen Schwerpunkt in der Sykose hat, währendessen der von Sulphur in der Psora zu finden ist.

Die Menschheit braucht sicherlich praktisch denkende Menschen, die zwar für die Bedürfnisse der Allgemeinheit arbeiten, dabei aber vor allem an ihre eigenen Ziele denken. Sie braucht jedoch auch Schwärmer, deren Drang, gesteckte Ziele zu erreichen, derartig groß ist, dass sie ihre persönlichen Interessen völlig außer Acht lassen, dass sie gar nicht in der Lage sind, an eigene materielle Vorteile zu denken. Man könnte auch sagen, dass diese Idealisten vielfach keinen Reichtum gewinnen, weil sie ihn nicht erstreben. Es scheint jedoch, dass eine fortgeschrittene Gesellschaft die entsprechenden Mittel für eine erfolgreiche Tätigkeit dieser Schwärmer sicherstellen müsste, damit sie, befreit von materiellen Sorgen, sich voll und ganz dem Dienste der Wissenschaft widmen können.

Marie CURIE

(THINK DIFFERENT)

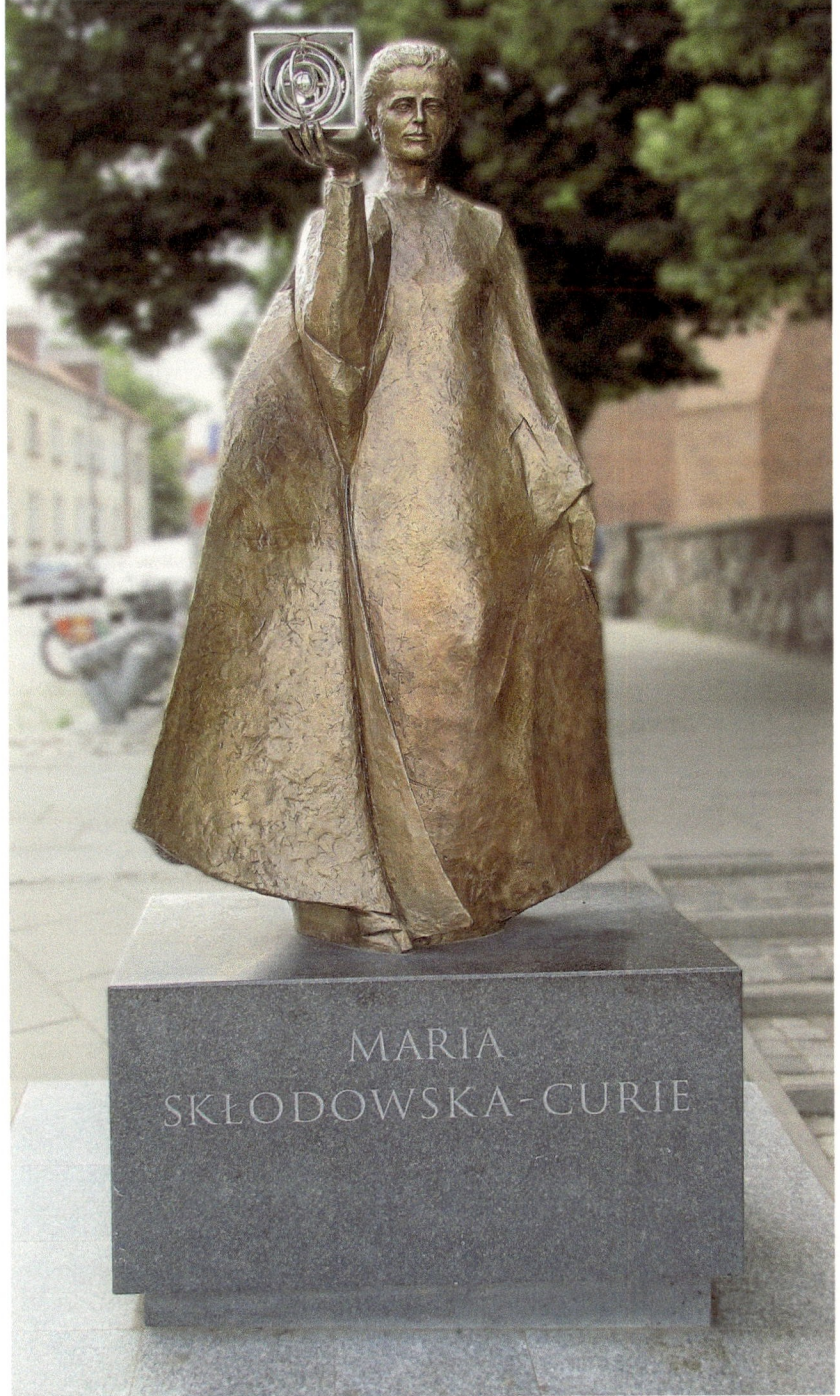

MARIA
SKŁODOWSKA-CURIE

Causticum Hahnemanni

„Liebe deinen Nächsten wie dich selbst" (Bomhardt, Charette)

In Elendts Psychodynamik homöopathischer Arzneimittelbilder Teil 4 beschreibt der Autor ausführlich die Besonderheiten und Schwierigkeiten im chemischen Herstellungsprozess des Mittels. Ich möchte zusammenfassend erläutern, dass Causticum Hahnemanni zum überwiegenden Teil aus Kalilauge (Ätzkali) besteht.
Neben Kalilauge wurde aber bei modernen Nachstellungen der Hahnemannschen Herstellungsanweisung auch Ammoniak im Destillat nachgewiesen, möglicherweise wegen der Schweinsblase, die Hahnemann zur Abdichtung verwendete.
Nach einer Untersuchung von Wagner (Basel) *fanden sich neben Spuren von Kalium eine Mischung aus Ammoniumhydrat und Ammoniumsulfit (möglicherweise durch tierische Einschlüsse in dem für die Zubereitung verwendeten Marmorkalk)* (nach R. Wilbrand, Übersetzer von M.L. Tylers "Homöopathische Arzneimittelbilder"). *So weise Causticum Ähnlichkeiten zu Kalium carbonicum und Ammonium carbonicum auf* (Metzger). E. B. Nash nennt Causticum

> *ein einzigartiges Mittel, welches von Hahnemann geprüft und unter die Antipsorica eingereiht wurde. Seine chemische Zusammensetzung ist nicht bekannt, aber es ist vermutlich eine Art Kalipräparat. Es hat eine stattliche Anzahl eigentümlicher Symptome, die gleichwohl verläßlich sind.*

Wir haben also eine Substanz, die überwiegend mineralischen Ursprungs ist, aber vielleicht auch ein wenig vom Sankaranschen Tierreich mitbekommen hat.
Wie im Curie-Text beschrieben, hat das Mineralreich vor allen Dingen mit strukturellen Eigenschaften der Menschen, also mit der Frage „Was fehlt mir?"(Sankaran, s.o.) zu tun.

Eine Causticum-Persönlichkeit versucht Strukturen und Ordnungen in ihr Leben zu bringen, sie ist äußerst pflichtbewusst und bricht Gesetze eigentlich selten.

Traurigkeit und Schwäche

Vom Gemüt her ist Causticum ein melancholischer Typ, unglücklich, hoffnungslos, zum Weinen aufgelegt. Alles sieht sie schwarz, ist verdrießlich, reizbar, hat dunkle Vorahnungen und Befürchtungen.

E. B. NASH

Melancholische Stimmung, Traurigkeit; Hoffnungslosigkeit; pflegt alles von der schwärzesten Seite anzusehen. Diese Melancholie kann von Sorge, Kummer oder Trauer kommen. Oft kommt sie von lange anhaltender Sorge oder beständigem Kummer, und man sollte hiebei auch an Ignatia, Natrium muriaticum und Acidum phosporicum denken. Dies ist die vorwiegende Stimmung von Causticum, doch kann sie auch mit ängstlichen, reizbaren oder hysterischen Stimmung abwechseln.

Und G. VIHOULKAS schreibt:

Nach vielen Enttäuschungen, Kummererlebnissen und Ärgernissen richtet sich die anfängliche Überaktivität nach innen. War der Patient vorher ein extrovertierter, revolutionärer Aktivist, wendet sich die Energie jetzt nach innen. Es ist, als ob diese Energie ihn sich innerlich verkrampfen lassen würde. Sie zwingt ihn, sich zurückzuziehen.

Und S.R. PHATAK:

Zerstreut, geistesabwesend. Schwermut, sieht alles in schwarzen Farben. Spricht Worte falsch aus [...] Gequält durch geschäftliche Sorgen.

Aus dieser melancholischer Stimmung heraus kann sich die für Causticum so typische Schwäche entwickeln. Sie fühlt sich ausgelaugt (man denke dabei an die Lauge), wie ausgezehrt, unendlich schwach, ohnmachtähnlich schwach, die Lider fallen herab, die Schwäche kann zur allmählich fortschreitenden Lähmung werden (körperlich äußert diese sich z.B. durch Heiserkeit, Obstipation, Kiefersteifigkeit, Nervenzuckungen, Gesichtsstarrheit und vielen mehr).
Hierzu schreibt wiederum VITHOULKAS:

Die Hauptidee bei Causticum ist die allmählich fortschreitende Paralyse, die einer Anfangsphase exessiver Hypersensibilität und Hyperreaktivität folgt [...] Es sind empfindsame Menschen, leicht erregbar, schnell reagierend. Sie nehmen alle Eindrücke aus der Umgebung auf und antworten mit Überaktivität und überschießenden Reaktionen, besonders in Funktionsabläufen, die durch das Nervensystem kontrolliert werden.

Hier ist eine Zusammenstellung (keine Repertorisation!) wichtiger Rubriken zu Causticum, die mit dem Thema Traurigkeit, Melancholie und Verzweiflung zu tun haben:

1	GEMÜT - VERZWEIFLUNG	252
2	GEMÜT - WEINEN	455
3	GEMÜT - KUMMER, TRAUER	149
4	GEMÜT - BESCHWERDEN DURCH - schlechte Nachrichten	67
5	GEMÜT - SORGEN; VOLLER	107
6	GEMÜT - PESSIMIST	45
7	GEMÜT - ENTMUTIGT	189
8	GEMÜT - KUMMER, TRAUER - langanhaltend	9
9	GEMÜT - BESCHWERDEN DURCH - Tod von geliebten Personen	38
10	GEMÜT - GLEICHGÜLTIGKEIT, APATHIE - Weinen; mit	3
11	GEMÜT - WEINEN - Kleinigkeiten, über	55
12	GEMÜT - WEINEN - grundlos	55
13	GEMÜT - GEDANKEN - quälend	40
14	GEMÜT - LEBENSÜBERDRUß	100
15	GEMÜT - ABSCHEU - Leben; gegen das	95
16	GEMÜT - GLEICHGÜLTIGKEIT, APATHIE - andere Personen; gegen	18
17	GEMÜT - ABNEIGUNG - Menschen; gegen - bestimmte; gegen	34
18	GEMÜT - BESCHWERDEN DURCH - Kummer	96

19	GEMÜT - TRAURIGKEIT	762
20	GEMÜT - BESCHWERDEN DURCH - Sorgen, Kummer	27

	caust.	nat-m.	staph.	lyc.	nit-ac.	ars.	calc.
	1	2	3	4	5	6	7
	20	18	17	16	16	15	15
	34	39	34	27	24	31	29
1	2	3	2	3	2	3	3
2	3	3	2	3	2	3	3
3	3	3	3	2	1	2	1
4	1	2	2	1	1	1	3
5	2	2	3	1		2	2
6	1	2	1		2	1	1
7	1	1	1	2	1	2	2
8	1	2	2				
9	1	1	3	1	1	3	1
10	1						
11	3	1	1	1	1		1
12	1	2	1	2	1	1	
13	2	3	2	2	2	2	
14	1	2	1	1	2	3	1
15	1	3	3	2	2	3	2
16	1						
17	1	1		1	1		3
18	3	4	3	1	1	1	1
19	3	3	2	3	3	3	3
20	2	1	2	1	1	1	2

Diese Repertorisation zeigt die Nähe Causticums zu Staphysagria und Natrium muriaticum, aber auch zu Arsenicum, zumindest miasmatisch.

Neben Carcinosin gilt Calcarea carbonica ebenfalls als Vergleichsmittel (ACHTZEHN, nach BOMHARDT.; Causticum 2003).

Viele der genannten Symptome und auch Unterrubriken zu Traurigkeit, Verzweiflung, Weinen u.a. lassen sich auch Marie Curie zuordnen. Schon beim Studium der Materia medica zu Causticum lässt sich die Ähnlichkeit erkennen.

IDEALISMUS und GERECHTIGKEIT

„GEMÜT – IDEALIST" und *„GEMÜT - UNGERECHTIGKEIT; ERTRÄGT KEINE"* sind sehr wichtige Rubriken für Causticum. Hieraus ergibt sich Causticums Neigung zu widersprechen (*„GEMÜT - WIDERSPRUCH - Neigung zu widersprechen"*). So wünscht sich Causticum soziale Gerechtigkeit. Dafür lohnt es sich friedlich zu kämpfen. Betonung liegt hierbei auf friedlich (*„GEMÜT - PROTESTIERT, ERHEBT EINSPRUCH"*). Causticum ist durchaus streitsüchtig, aber im Gegensatz zu Mercurius und Sulfur, aber auch zu Nux vomica und Staphysagria eher nicht gewaltbereit.

Es findet sich in der Rubrik *„GEMÜT - ANARCHIST"* neben Mitteln wie Argentum nitricum, Mercurius, Sepia, Staphysagria, Thuja und Kalium carbonicum (s.o.).

Auch in der Rubrik *„GEMÜT - REBELLISCH"* treffen wir auf Causticum, neben Carcinosinum. *„GEMÜT - REVOLUTIONÄR"* enthält Causticum und Mercurius, in der Rubrik *„GEMÜT - ANARCHIST - Revolutionär"* steht nur noch Mercurius.

Causticum ist der friedvolle Revolutionär, Kriege sind eigentlich aus der Sicht Causticums immer die falsche Lösung. Hier unterscheidet sich das Mittel von Mercurius.

Gerne führt Causticum politische Streitgespräche. So ist sie auch tadelsüchtig und krittelig. Schließlich geht es um das höchste Ziel, um soziale Gerechtigkeit. Die allgemeinen Menschenrechte, Freiheit, Gleichheit und Menschlichkeit stehen ganz hoch. Tätige Hilfe für seine Mitmenschen, so wie Marie Curies Hilfe im ersten Weltkrieg, ist sehr wichtig. Selbstlosigkeit und auch Selbstaufopferung stehen deutlich im Vordergrund. Das höchste Ideal ist es, anderen Menschen und insbesondere Menschen in Not zu helfen. Diese Hilfe bezieht sich aber nicht nur auf unsere Mitmenschen, sondern auch auf Tiere und die Umwelt.

„Einer für alle, alle für einen" oder aber auch „Vor dem Tod sind alle gleich" sind weitere Redensarten, die sehr gut zu Causticum passen.

1	GEMÜT - IDEALIST	8
2	GEMÜT - UNGERECHTIGKEIT; ERTRÄGT KEINE	64
3	GEMÜT - PROTESTIERT, ERHEBT EINSPRUCH	7
4	GEMÜT - WIDERSPRUCH - Neigung zu widersprechen	81
5	GEMÜT - ANARCHIST	8
6	GEMÜT - REBELLISCH	5
7	GEMÜT - REVOLUTIONÄR	4
8	GEMÜT - ANARCHIST - Revolutionär	1

	caust.	merc.	sep.	ign.	staph.	symph.	ars.	carc.
	1	2	3	4	5	6	7	8
	7	6	4	3	3	3	3	2
	17	10	4	5	5	5	4	5
1	3			2				
2	3	1	1	2	3	1	1	3
3	2	1	1			2	1	
4	3	2	1	1	1	2	2	
5	2	2	1		1			
6	3							2
7	1	1						
8		3						

Hier zeigen sich mit Mercurius, Sepia und wiederum Staphysagria weitere komplementäre Mittel. Insbesondere Mercurius ist interessant (s.u.)

Mitleid und Mitgefühl

1	GEMÜT - MITGEFÜHL, MITLEID	99
2	GEMÜT - MITLEID ANDERER MENSCHEN - Verlangen nach Mitleid	16

3	GEMÜT - WEINEN - Mitleid mit anderen, Mitgefühl für andere; durch	19
4	GEMÜT - MITGEFÜHL, MITLEID - Tieren, mit	21

	spong.	nat-sil.	vanil.	ruta	carc.	kali-s.	caust.
	1	2	3	4	5	6	7
	4	4	4	4	3	3	3
	8	6	5	4	5	5	4
1	3	2	1	1	3	2	2
2	2	1	1	1		2	1
3	2	1	2	1	1		1
4	1	2	1	1	1	1	

In dieser Zusammenstellung der wichtigsten Mitleidrubriken findet sich Causticum an siebenter Stelle. Erstaunlicherweise enthält die Rubrik *„GEMÜT – MITGEFÜHL, MITLEID – Tieren, mit"* kein Causticum, was m.E. nicht nachvollziehbar ist. Eine Erweiterung obiger Repertorisation um zwei weitere Rubriken sieht folgendermaßen aus:

1	GEMÜT - MITGEFÜHL, MITLEID	99
2	GEMÜT - MITLEID ANDERER MENSCHEN - Verlangen nach Mitleid	16
3	GEMÜT - WEINEN - Mitleid mit anderen, Mitgefühl für andere; durch	19
4	GEMÜT - MITGEFÜHL, MITLEID - Tieren, mit	21
5	GEMÜT - TIERE - liebt Tiere, Tierliebe	36
6	GEMÜT - NATUR - liebt	23

	carc.	caust.	podo.	vanil.	ruta	phos.	spong.
	1	2	3	4	5	6	7
	5	5	5	5	5	4	4
	7	6	6	6	5	9	8
1	3	2	2	1	1	3	3
2		1		1	1	4	2
3	1	1	1	2	1		2
4	1			1	1	1	1
5	1	1	1			1	
6	1	1	1	1	1	1	

Die Liebe zur Natur und für Tiere ist charakteristisch für Causticum. Tierliebe ohne Mitgefühl für Tiere ist zwar denkbar, aber nur schwer nachvollziehbar. Jedenfalls würde es sich um eine eher unreife Form der Tierliebe handeln.

Miasmatisch wichtig ist mir in dieser Repertorisation die Nähe Causticums zu Carcinosinum, zur Carcinosinie und auch zur Tuberkulinie (Vanilla, Ruta, Phosphor und Spongia).

Wenn man in den „GEMÜT – BESCHWERDEN, DURCH"- Rubriken nach gemeinsamen Carcinosinum-Causticum Rubriken sucht, findet man 21 Treffer. Tod von geliebten Personen, Missbrauch, Enttäuschung, Ablehnung, Zurückweisung, Kränkung, Demütigung, Kummer, enttäuschte Liebe, Unglücklichsein und Zorn sind die wichtigsten. Offensichtlich liegt der Causticum-Persönlichkeit eine carcinosinische Störung zugrunde.
Wenn nun Staphysagria zur Suche dieser gemeinsamen 21 Treffer hinzugegeben wird, finden sich alle drei Mittel in 15 "Beschwerden durch"-Rubriken. Staphysagria als Mittel der Tuberkulinie, bzw. Carcinosinie-Tuberkulinie.
Staphysagria und Causticum finden sich gemeinsam in 19 "Beschwerden durch"-Rubriken.

Gebe ich eine gemeinsame Suche von Causticum und Mercurius in der Suchmaske von RadarOpus ein, finden sich nur 8 gemeinsame "Beschwerden durch"- Rubriken.

81

Die gemeinsame Suche zu Lycopodium (als Mittel der Sykose) und Natrium muriaticum (Tuberkulinie-Sykose) ergeben jeweils 20 Treffer. Zu Sulphur finden wir 13, zu Calcium carbonicum 18 gemeinsame „GEMÜT – BESCHWERDEN, DURCH"-Rubriken.

Miasmatik

Anhand dieser Beobachtungen erklärt sich ELENDTs Auffassung zur miasmatischen Einordnung Causticums.

ELENDT ordnet Causticum zwischen Sykose und Syphilinie ein, sieht dieses aber auch als problematisch an. Arsenicum album steht meiner Meinung zwischen Sykose und Syphilinie und es finden sich immerhin 17 gemeinsame „GEMÜT – BESCHWERDEN, DURCH"- Rubriken.

> *Der carcinosinisch-psorische Konflikt könnte in der Sykose reaktiviert werden, indem etwa die gesellschaftliche Aufgehobenheit mit ihren Normen als ähnlich unterdrückend, bevormundend und ungerecht erlebt wird, wie es die Verhältnisse in der frühen Kindheit waren.* (ELENDT)

Auf Marie Curie bezogen liegt dieser carcinosinisch-psorische Konflikt in dem frühen Verlust der an Tuberkulose erkrankten Mutter und ihrer Schwester. Dennoch erlebt sie eine relative stabile Ich-gestützte Psora. Allerdings scheint diese genau wie die Tuberkulinie verkürzt, der frühe Eintritt in die Sykose ist vorprogrammiert. Und hier verharrt sie. Obwohl sie im Labor, wie auch im Krieg immer wieder mit der Syphilinie sich konfrontiert, kehrt sie schnell wieder in die Ordnung der Sykose zurück. Hier haben wir den sykotisch-syphilinischen Übergang. Und möglicherweise ist das die Kompensation des carcinosinisch-psorischen Konflikts.

So wie es nicht möglich ist, Sulphur einem einzelnen Miasma zuzuordnen, ist dies m.E. auch bei Causticum schwierig. Sulphur ist mehrmiasmatisch mit Schwerpunkt in den Psora, Causticum hat seinen Schwerpunkt in der Sykose, möchte sich aber mit der Syphilinie auseinandersetzten, was für sie schwierig ist und mit unkalkulierbaren Unsicherheiten verbunden ist. Dieser ständig schwelende Konflikt führt dann zur Ausbildung von Hautausschlägen (insbesondere Warzen, s.u.), zu Paralyse und anderen lästigen körperlichen Symptomen.

> *Causticum gehört zur Familie der Kalium-Arzneien. Es ist eine sykotische Arznei. Das zentrale Gefühl des Causticum-Menschen*

ist es, die Verantwortung für eine Gruppe oder Familie über-
nehmen zu müssen. Er betrachtet jede Bedrohung eines Mit-
glieds dieser Gruppe wie eine Bedrohung seiner selbst. Er sieht
sich einer Bedrohung von außen gegenüber, und um ihr entge-
genzutreten, braucht er die ganze Gruppe zum Kampf.
(R. SANKARAN)

Vieles hat bei Causticum mit Unterdrückung zu tun. Insbesondere die
Unterdrückung von Hautausschlägen führt leicht zu psychischen Symptomen. Hahnemann hat Causticum in die Gruppe der Antipsorica eingeordnet. Ob es auch zu den Antisykotica gezählt wird, weiß NASH nicht:

Sicher ist, daß es ein hervorragendes Mittel gegen Warzen ist. Es
kommt Thuja am nächsten, vielleicht sogar gleich.

BOMHARDT sieht als Hauptvergleichsmittel Calcium carbonicum, Carcinosinum und Natrium muriaticum, aber auch Phosphorus, Gelsemium,
Kalium carbonicum, Mercurius und Staphysagria.
Das sind Mittel aller Miasmen.
Ich denke, dass Causticum entgegen der Meinung älterer Homöopathen,
nicht als rein sykotisch angesehen werden kann. So wie Acidum nitricum,
das auch als sykotisch bezeichnet und zur Behandlung von Warzen eingesetzt wird, denke ich, dass Säuren und auch Laugen sehr destruktive Seiten haben, die nicht mehr viel mit der Sykose zu tun haben. Hier geht es
sehr stark um die Syphilinie.
Auch die erfolgreiche Behandlung von rheumatoiden Arthritisfällen lässt
mich an Syphilinie denken.

Misstrauen, Launenhaftigkeit und Verzweiflung, Kummer

Causticum findet sich dreiwertig in der Rubrik *„GEMÜT - ARGWÖH-*
NISCH, MIßTRAUISCH". Hieraus könnte sich auch die Neigung zu widersprechen (*„GEMÜT - WIDERSPRUCH - Neigung zu widersprechen"*)
ergeben. So kann sie durchaus herausfordernd, ja sogar ungehorsam sein.
Wenn sie ihre Ziele nicht erreicht („GEMÜT - BESCHWERDEN DURCH -
Ablehnung, Zurückweisung") obwohl sie sich mit großer Willenskraft
angestrengt hat (*„GEMÜT - WILLE - große Willenskraft, Anstrengung*
des Willens"), tritt tiefe Verzweiflung ob der Ungerechtigkeit ein und sie
verstummt („GEMÜT - SCHWEIGSAM"). Aus dieser Verzweiflung heraus
entsteht dann die Launenhaftigkeit.

1	GEMÜT - ARGWÖHNISCH, MIßTRAUISCH	148
2	GEMÜT - WIDERSPRUCH - Neigung zu widersprechen	81
3	GEMÜT - WILLE - große Willenskraft, Anstrengung des Willens	19
4	GEMÜT - UNGEHORSAM	59
5	GEMÜT - HERAUSFORDERND	41
6	GEMÜT - BESCHWERDEN DURCH - Ablehnung, Zurückweisung	13
7	GEMÜT - UNGERECHTIGKEIT; ERTRÄGT KEINE	64
8	GEMÜT - VERZWEIFLUNG	252
9	GEMÜT - SCHWEIGSAM	315
10	GEMÜT - LAUNENHAFTIGKEIT, LAUNISCH	153

	caust.	sulph.	lyc.	nux-v.	merc.	sep.	aur.
	1	2	3	4	5	6	7
	10	10	9	9	9	9	8
	26	19	22	17	16	13	16
1	3	3	4	2	2	2	2
2	3	1	3	3	2	1	2
3	2	2	1	3	1		1
4	3	1	2	1	3	1	
5	3	1	2	1	1	1	
6	2	2	3			1	2
7	3	1		1	1	1	1
8	2	3	3	1	2	2	4
9	3	3	3	3	2	1	3
10	2	2	1	2	2	3	1

Aber nicht nur die Ablehnung ihres sozialen Engagements führt zur Verzweiflung. Auch im privaten Bereich, insbesondere durch Verlust geliebter Menschen, findet sich diese verstörende Verzweiflung („*GEMÜT - BE-*

SCHWERDEN DURCH - Tod von geliebten Personen - Eltern oder Freunde, der").
Jedenfalls fällt Causticum nach dem Verlust der Mutter, des Vaters, des Ehegatten oder von Geschwistern in tiefe, trübsinnige Traurigkeit mit krampfhaften Weinanfällen. Der Kummer über den Verlust der geliebten Person hält sehr lange an und kann nur sehr schwer überwunden werden.

1	GEMÜT - BESCHWERDEN DURCH - Kummer	96
2	GEMÜT - KUMMER, TRAUER	149
3	GEMÜT - VERZWEIFLUNG	252
4	GEMÜT - TRAURIGKEIT - trübsinnig	88
5	GEMÜT - WEINEN - krampfhaft, spasmodisch	22
6	GEMÜT - KUMMER, TRAUER - langanhaltend	9

	caust.	nat-m.	phos.	ign.	aur.	sep.	graph.
	1	2	3	4	5	6	7
	6	6	6	5	5	5	5
	14	14	9	14	12	10	9
1	3	4	3	4	3	2	2
2	3	3	1	4	3	2	2
3	2	3	1	3	4	2	2
4	2	1	1	2	1	1	1
5	3	1	2	1	1	3	
6	1	2	1				2

In Marie Curies Biografie finden sich vier Fälle von schweren Verlusten. Es beginnt mit der Schwester, es folgt die Mutter, dann der Vater und zum Schluss der geliebte Ehemann.
Zusätzlich wären noch der Verlust des ersten Geliebten Kasimir und die Nichterfüllung der Liebe zu Paul Langevin zu nennen (*„GEMÜT - BE-SCHWERDEN DURCH - Liebe; enttäuschte"*).
Offensichtlich ist das von BOERICKE beschriebene Symptom *Starkes Verlangen nach Sympathie* mit dem carcinosinischen Verlangen nach Har-

monie in Verbindung zu bringen. Allerdings steht Causticum in der *„GE-MÜT - HARMONIE - Verlangen nach"*-Rubrik im Gegensatz zu Carcinosinum nicht.

Introversion, Abhängigkeit und Ängste

Wir finden Causticum in der Rubrik *„GEMÜT - ÜBERPRÜFEN - zweimal oder öfter kontrollieren; muß alles".* Hier zeigt sich die sykotische Struktur und Ordnung, die auch Marie Curie so wichtig waren.

Durch die oben beschriebenen Verlustängste und das damit verbundene Gefühl von Schuld (*„GEMÜT - ANGST - Gewissensangst"*) zog sich Marie Curie zurück, wurde schweigsam und introvertiert (*„GEMÜT - ZURÜCK-HALTEND, RESERVIERT"*). Diese Introversion zeigte sich auch schon während des Studiums, galt sie doch als äußerst zurückgezogen und schüchtern (*„GEMÜT - SCHÜCHTERNHEIT, ZAGHAFTIGKEIT"*).

Somit wäre sie zum von BAILEY so bezeichneten introvertierten Causticum-Typ zu zählen. Diese gelten als ängstlicher als die extrovertierten Typen, die man eher unter Männern findet.

Insgesamt finden wir Causticum bei 48 Angst- und 73 Furcht-Rubriken. *„GEMÜT - FURCHT - geschehen; etwas werde"* ist eine sehr wichtige dreiwertige Furcht-Rubrik. Hierzu passt auch *„GEMÜT – VORAHNUN-GEN"*, die Causticum im zweiten Grad enthält. So findet es sich auch bei *„GEMÜT - ANGST - Zukunft; in bezug auf die".*

Eine weitere für Causticum sehr charakteristische Angst, ist die Furcht vor Hunden.

Laut BAILEY sei die Causticum-Frau (drei Viertel der Causticums seien Männer) eher introvertiert, ängstlicher, weniger idealistisch und weniger analytisch als der introvertierte Mann. Sie wirke eher sensibel und unabhängig, sei leicht zu Tränen gerührt und nicht sehr emotional.

Hier kann ich BAILEY in Bezug auf das oben Geschriebene zu Marie Curie nicht folgen. Bei ihr finde ich Züge des introvertierten Causticum-Mannes, der extrovertierten Typen usw. Im Grunde plädiere ich für die Aufhebung von BAILEYs Causticum-Typen, weil es einfach so nicht passt.

Die Äußerung BAILEYs, dass *Causticum ein schwieriger Konstitutionstyp sei, einerseits so selten vorkommt und andererseits so offensichtliche Widersprüche in sich birgt* teile ich auch nicht mit ihm. Ich denke, dass es in unserer Gesellschaft viele Causticum-Persönlichkeiten gibt.

BOMHARDT nennt in seiner symbolischen Materia medica z.B. Jesus Christus, Franz von Assisi, Frère Roger (Taizé), Mutter Teresa, Hildegard von Bingen, Elisabeth Kübler-Ross, Mahatma Gandhi, Albert Schweitzer, aber auch Che Guevara (bei Che denke ich eher an Mercurius).

Ich glaube, dass man das Mittel bei zahlreichen Vertretern von Amnesty International, bei verschiedenen Tier-und Umweltschutz-Organisationen finden wird.

BAILEY bezeichnet Causticum als einen faszinierenden Konstitutionstypus und da stimme ich mit ihm überein, gleiches sagt er auch zu Mercurius solubilis Hahnemanni.

Beide Mittel sollen am Ende dieser Schrift miteinander verglichen werden.

Steve Jobs (1955-2011)

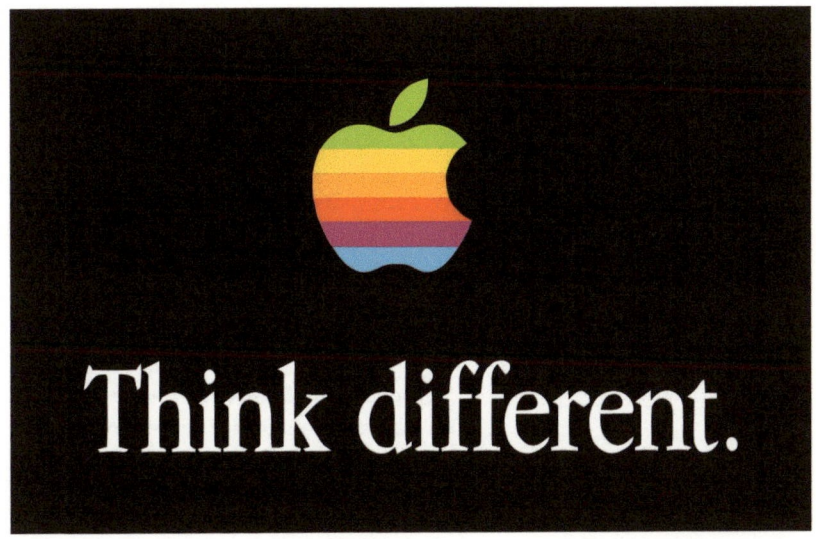

Here's to the crazy ones.
The misfits.
The rebels.
The troublemakers.

The round pegs in the square holes.
The ones who see things differently.
They're not fond of rules.
And they have no respect for the **status quo**.
You can quote them, disagree with them, glorify or vilify them.
But the only thing you can't do is ignore them.
Because they change things.
They push the human race forward.
And while some may see them as the crazy ones,
We see genius.
Because the people who are crazy enough to think
They can change the world,
Are the ones who do.

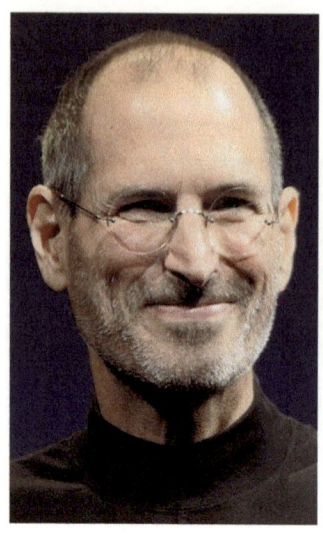

An alle, die anders denken:
Die Rebellen,
die Idealisten,
die Visionäre,
die Querdenker,
die, die sich in kein Schema pressen lassen,
die, die Dinge anders sehen.
Sie beugen sich keinen Regeln,
und sie haben keinen Respekt vor dem
Status Quo.
Wir können sie zitieren, ihnen widersprechen,
sie bewundern oder ablehnen.
Das einzige, was wir nicht können, ist sie
zu ignorieren,
weil sie Dinge verändern,
weil sie die Menschheit weiterbringen.
Und während einige sie für verrückt halten,
sehen wir in ihnen Genies.
Denn die, die verrückt genug sind zu denken,
sie könnten die Welt verändern,
sind die, die es tun.

(Steve JOBS 1997)

Wenn wir Steve Jobs Leben in Jahrsiebten lesen, dann fällt folgendes auf.
Er wurde 56 Jahre alt, also acht Lebensjahrsiebte.
Zum Ende des dritten Jahrsiebts gründet er Apple Computer, zum Ende
des vierten wird der Macintosh veröffentlicht, zum Ende des fünften wird
er Laurene heiraten, am Ende des sechsten steht die Rückkehr zu Apple
mit Ernennung zum CEO, 2004 (mit 49 Jahren) erkrankt er an Krebs,
2011 stirbt er.

Bewusst habe ich „Think Different" als Einstieg in diese Studie gewählt, da
die Jahre 1997/98 die entscheidende Wende in seinem Leben darstellen
und diese Formulierung aus eben jenen Jahren stammt.
Das sechste Jahrsiebt beginnt mit der Hochzeit und endet mit der Ernennung zum iCEO (Interim-CEO). M.E. stellt diese Phase seines Lebens die

Sykose dar, die natürlich auch noch ins nächste Jahrsiebt hineinreicht. Die Syphilinie beginnt 2004 (vielleicht auch schon 1997).

Die ersten 14 Jahre stellen die Psora dar, danach folgt bis 28 die Tuberkulinie, bis zum 42. Lebensjahr die Sykose und zum Schluss die Syphilinie. Die zentralen Ereignisse dieser Phasen sind in der Tuberkulinie die Gründung von Apple, in der Sykose die Hochzeit und in der Syphilinie die Diagnose des Pankreascarcinoms.
Also wäre möglicherweise das Jahr 1997 anders gedacht als das Zentrum der Sykose gleichzeitig auch der Beginn der Syphilinie. Ich gebe zu, dass das eine gewagte Hypothese ist, möchte diese aber zunächst so stehen lassen.

Anhand dieser Überlegungen soll im Folgenden Steve Jobs Persönlichkeit unter homöopathischen Gesichtspunkten betrachtet und zum Schluss das herausgearbeitete Arzneimittel besprochen werden.

Steve Jobs wird am 24. Februar 1955 geboren. Seine Mutter ist die deutschstämmige Joanne Schieble, sein Vater der syrischstämmige Abdulfattah Jandali, beide Studenten an der University of Wisconsin. Der extrem konservative Vater seiner Mutter droht den Kontakt zu seiner Tochter abzubrechen und sie zu enterben, sollte sie die Beziehung zu Jandali nicht abbrechen.
Aufgrund ihres katholischen Glaubens ist ein Schwangerschaftsabbruch nicht möglich und so beschließt die Mutter ihren Sohn direkt nach der Geburt zur Adoption freizugeben, allerdings nur unter der Bedingung, dass ihr Sohn von akademischen Eltern erzogen wird und diese ihm später eine universitäre Laufbahn ermöglichen.
Als Joanne erfährt, dass ihr Kind zu Nichtakademikern gekommen ist, weigert sie sich zunächst, die Adoptionspapiere zu unterzeichnen. Erst als ein schriftlicher Vertrag abgeschlossen wird, in dem die Adoptiveltern versprechen, Steve später auf ein College zu schicken, willigt sie ein.
Steve wird anonym zur Adoption freigegeben, allerdings auch sehr früh von seinen Adoptiveltern darüber aufgeklärt.
In der autorisierten Biografie von ISAACSON heißt es mit Jobs Worten:

> *Er erinnerte sich lebhaft, wie er mit sechs oder sieben Jahren auf dem Rasen ihres Hauses saß und es dem Mädchen erzählte, das auf der anderen Straßenseite wohnte. „Soll das heißen, dass dich deine richtigen Eltern nicht gewollt haben?" erkundigte sich das*

Mädchen. „Ich weiß noch, wie ich ins Haus rannte und weinte.
Und meine Eltern sagten:
'Wir müssen es dir erklären: Wir haben speziell dich ausge-
sucht!'"

Miasmatisch finden wir hier die carcinosinische Verlassenheit, aber auch psorisch die Tatsache, speziell und ausgewählt zu sein.
Seine Adoptiveltern ziehen Steve mit viel Liebe und Geborgenheit auf. Von seinem Vater Paul Jobs, der Mechaniker ist und Autos liebt und Gebrauchtwagen repariert, lernt er viel Handwerkliches. Aber auch einen gewissen Sinn für Ästhetik scheint sein Vater auf ihn übertragen zu haben. Schon sehr früh interessiert sich der kleine Steve für elektronische Dinge und zeigt dabei ausgesprochene Begabungen im Verständnis.
Außerdem weiß er schon sehr früh, wohin er will und kann sein werdendes Ich sehr gut behaupten. Ich würde von einer relativ gesunden Psora ausgehen.
Auf der Basis der gestörten Carcinosinie (Verlassenheit/Adoptivkind) entwickelt das hochbegabte Kind (er kann schon weit vor der Grundschule lesen und soll zwei Klassen höher eingestuft werden) rasch seinen Eltern und seiner Umwelt gegenüber eine ausgeprägte Autarkie. Autoritäten werden überhaupt nicht akzeptiert. Die Mischung aus Intelligenz, Selbstständigkeit und Selbstbewusstsein führen dann in eine rasante Tuberkulinie, in der sich das psorisch entwickelte Ich dann differenzieren muss.
Als etwa 14-jähriger wird er von Larry Lang (einem HP-Ingenieur) zum Explorer Club von Hewlett-Packard mitgenommen, einer wöchentlichen Versammlung von 15 Schülern, bei der von HP Ingenieuren Vorträge über elektronische Themen gehalten werden.

Mein Dad fuhr mich dorthin und ich fühlte mich wie im siebten
Himmel.
Jobs zu seinem Biografen.

Dort sieht er auch zum ersten Mal einen Desktop-Computer, den 9100A.
In den darauffolgenden Sommerferien hat er dort seinen ersten Job.
Mit 15 bekommt er sein erstes Auto und beginnt regelmäßig Marihuana zu rauchen, und wenig später erlebt er die bewusstseinsverändernden Wirkungen von Schlafmangel und LSD.
Der 14/15-jährige Steve Jobs akzeptiert keine Autoritäten, fühlt sich extrem selbstbewusst, ist außerdem sehr experimentierfreudig. Schon jetzt könnte vom arroganten, überheblichen Rebellen gesprochen werden.

Die Rubriken "*Gemüt - hochmütig, arrogant*" und "*Gemüt - Drogen-Verlangen nach - psychotropen Drogen; nach*" sowie "*Gemüt - rebellisch*" sollten hier verwendet werden (Causticum und Carcinosinum).

In einem Elektronikkurs bei John McCollum (1969) lernt Jobs den fünf Jahre älteren Stephen (genannt Steve) Wozniak (mit dessen jüngerem Bruder er im Schwimmteam war) kennen. Aufgrund seiner technischen Fähigkeiten gilt dieser schon zu Schulzeiten als Legende.

Und genau diese Verbindung der beiden Steves soll einige Jahre später die Welt verändern.
Neben ihrem gemeinsamen Interesse für die Elektronik teilen sie die Leidenschaft für Musik (Woz lenkte die Aufmerksamkeit auf Bob Dylan).
"*Gemüt - Musik, Verlangen*" nach mit Carcinosinum als Hauptmittel.

Schon sehr interessant ist, dass Carcinosinum in allen bisher genannten Rubriken auftaucht. Die carcinosinische Thematik liegt sozusagen als (unsichere) Basis unter Steve Jobs Leben.

Wenn ich nun als allererste Repertorisation die Kindheit und frühe Jugend bis zum 14. Lebensjahr zusammenfasse, ergibt sich folgendes:

1	Gemüt - Rebellisch	4
2	Gemüt - Hochmütig, arrogant	135
3	Gemüt - Drogen - Verlangen nach - psychotropen Drogen; nach	12
4	Gemüt - Neugierig	39
5	Gemüt - Frühreife, altkluge Kinder	37
6	Gemüt - Intelligent	23
7	Gemüt - Unglücklich, bedauernswert; fühlt sich	35
8	Gemüt - Verlassen zu sein; Gefühl	190
9	Gemüt - Musik - Verlangen nach	31
10	Gemüt - Ungehorsam	58

	carc.	lyc.	lach.	verat.	sulph.	aur.	merc.	calc.	caust.
	9/12	7/13	7/12	6/11	7/9	6/9	5/9	6/7	4/9
1	2	-	-	-	-	-	-	-	3
2	1	4	2	3	3	1	1	1	2
3	-	-	1	-	-	1	-	-	-
4	1	1	1	1	1	1	-	1	-
5	1	1	3	3	1	2	2	2	-
6	1	2	1	-	1	-	-	1	-
7	1	2	-	1	1	-	1	-	1
8	1	1	2	1	1	3	2	1	-
9	3	-	-	-	-	1	-	-	-
10	1	2	2	2	1	-	3	1	3

Carcinosinum als Hauptmittel des carcinosinischen Miasmas in Front. Interessant ist Veratrum album an vierter Stelle. Das aufmüpfige, ungehorsame, hochbegabte, frühreife und autarke Kind (Veratrum, Lycopodium, aber auch Phosporus und Mercurius).

Im weiteren Verlauf dieser Untersuchung werden wir noch deutlicher auf Veratrum stoßen.

Wenn wir uns diese Repertorisation genauer ansehen, entdecken wir acht tuberkulinische, drei syphilinische und zwei psorische Mittel neben dem einzigen carcinosinischen Hauptmittel.

Lycopodium würde ich am ehesten in die Sykose einordnen, was aber sicherlich diskutiert werden kann.

Desweiteren sind nach SANKARAN sieben Mittel dem Mineralreich, vier dem Pflanzenreich und zwei dem Tierreich zuzuordnen.

Auffallend ist ein gewisser Schwerpunkt syphilinischer Mittel. Wenn Sulfur mehrmiasmatisch ist und Calcium in erster Linie der Carcinosinie /Psora zugeordnet werden sollte, haben wir die Achse Carcinosinie-Tuberkulinie-Syphilinie. Und genau dort werden seine späteren homöopathischen Arzneien zu suchen und zu finden sein.

Und zu den Lebensjahrsiebten: null Jahre: Geburt; sieben Jahre: Erkenntnis der Verlassenheit, des Nichtgeliebtwordenseins durch die leiblichen Eltern und 14 Jahre: Loslösung von den Adoptiveltern und Freundschaft zu Steve Wozniak.

Über den ersten 14 Jahren in Steve Jobs Leben liegt ein schwerer carcino-
sinischer Schatten. Und nun folgt eine lange Phase der Tuberkulinie.
Drogen, Literatur, Elektronik und kreative Künste begleiten ihn durch die
letzten Jahre der Highschool.
SHAKESPEARE, PLATON, Dylan THOMAS und Hermann MELVILLE (insbesondere "Moby Dick") stellen seine Lieblingslektüre dar. Und in der Musik
Bach, die Beatles und Bob Dylan.

Wir beiden zogen durch San José und Berkeley, hörten uns nach
Raubkopien von Dylan um und sammelten sie,
so Wozniak.

Dylans Worte motivieren das kreative Denken der beiden Freunde. Man
muss sogar von einer gewissen Dylan-Besessenheit sprechen.
An der Homestead Highschool wird ein Club von Jobs gegründet, um
Musik-Lightshows zu veranstalten, aber auch um Jugendstreiche durch-
zuführen, die Jobs unter anderem einen Schulverweis einbringen.
Interessant ist hier eine kleine Zwischenrepertorisation, die den Übergang
von der Carcinosinie über die sulfurische Psora zur Tuberkulinie zeigt.

1	Gemüt - Intellektuell	34
2	Gemüt - Spaßen	95
3	Gemüt - Musik - Verlangen nach	31
4	Gemüt - Lesen - Verlangen	18
5	Gemüt - Aktivität - Verlangen nach - kreativer Aktivität, kreativer Schaffensdrang	60
6	Gemüt - Ideen, Einfälle - Reichtum an, Klarheit des Geistes	176
7	Gemüt - Philosophie - Fähigkeit zu	24

	cann-i.	sulph.	lach.	calc.	carc.	ign.	staph.	chin.
	6/7	5/10	5/9	5/7	5/7	5/7	5/5	4/7
1	1	3	1	-	1	1	-	-
2	1	-	2	1	-	3	1	-
3	1	-	-	-	3	1	1	1
4	-	1	-	2	1	-	1	-

	cann-i.	sulph.	lach.	calc.	carc.	ign.	staph.	chin.
	6/7	5/10	5/9	5/7	5/7	5/7	5/5	4/7
5	2	2	2	1	1	-	1	2
6	1	2	3	2	1	1	1	3
7	1	2	1	1	-	1	-	1

Carcinosinum rückt langsam nach hinten und reichlich tuberkulinische Mittel finden sich jetzt.
Dass Cannabis indica in dieser drogenbetonten Zeit vorne steht, verwundert mich nicht.

Im Oktober 1971 liest Steve Wozniak einen Artikel im "Esquire" mit dem Titel „Secrets of the Little Blue Box", der beschreibt, dass Hacker eine Methode gefunden haben, sich kostenlos ins Telefonnetzwerk von AT&T einzuwählen.

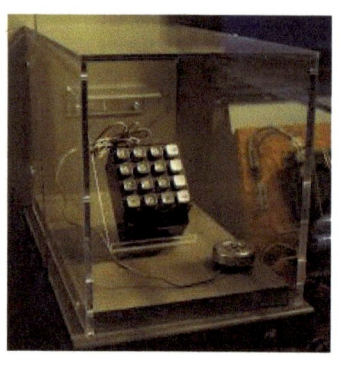

Jobs kann Woz (so der Spitzname von Wozniak) begeistern diese illegale Blue Box zu bauen und später kommt er auf die Idee, diese zu verkaufen. Die Teile für die Blue Box kosten etwa 40 Dollar, verkauft werden soll sie für 150 Dollar. Sie stellen ungefähr 100 Blue Boxes her und verkaufen alle.
Dieses gemeinsame Blue Box Abenteuer ist der Nährboden für die Entdeckung und Entwicklung des Apple 1.

Die technische Genialität von Steve Wozniak und die Genialität von Steve Jobs, diese neuen Produkte benutzerfreundlich zu gestalten und zu vermarkten, führen letztendlich 1976 zur Gründung von Apple Computer.
In den fünf Jahren zuvor passieren aber noch viele Dinge, die für die Persönlichkeitsentwicklung von Jobs sehr wichtig sind.
Im Frühling 1972 verliebt sich Steve in das Hippiemädchen Chrisann Brennan. Diese Beziehung charakterisiert so ziemlich alles, was wir uns heute über die Flower-Power Generation vorstellen. Love, Drugs and Rock'n Roll.

Steve war irgendwie verrückt und das machte ihn anziehend für mich, so BRENNAN.

Er beginnt, zwanghaft Diät zu halten, lernt Menschen lange ohne Blinzeln anzuschauen, perfektioniert langes Schweigen um plötzlich in einen Rede-schwall auszubrechen und bringt auf diese Art und Weise sein menschli-ches Umfeld in Verlegenheit. *Eine Mischung aus Intensität und Distanziertheit,* wie ISAACSON beschreibt. Charismatisch und gleichzeitig unheimlich, halt anders, halt etwas verrückt.

LSD öffnet die Pforten der Wahrnehmung und erweitert die Persönlich-keit von Steve Jobs.

Nach dem Abschlussexamen im Sommer 1972 zieht er mit seiner Freun-din in eine Hütte in die Berge von Los Altos. Er spielt Gitarre, schreibt Gedichte, sie malt. Ein Sommer in echter Cannabis-indica-Atmosphäre.

> Chrisann BRENNAN: *Er war ein aufgeklärter Mensch mit einem Hang zur Grausamkeit. Das ist eine seltsame Kombination.*

Im Herbst 1972 immatrikuliert er sich am Reed College in Portland, einer privaten Hochschule, die als liberal und kunstorientiert gilt, was für Jobs sehr wichtig ist. Anstatt zu studieren, interessiert er sich für östliche Spiri-tualität und hier insbesondere für Zen-Buddhismus.

> *Ich begann zu erkennen, dass intuitives Verständnis und Be-wusstsein bedeutungsvoller waren als abstraktes Denken und intellektuelle logische Analyse,*
> so Jobs.

Neben dem Zen-Buddhismus beginnt er sich intensiv mit Öko-Diäten zu beschäftigen und das alles in extremer Art und Weise.

Zen, Vegetariertum, Meditation, Spiritualität, LSD und Musik, alles ver-bunden mit dem tiefen Interesse für Elektronik: genügend Impulse für eine spannende Zukunft.

Im Reed College lernt er auch Daniel Kottke und Robert Friedland ken-nen.

Laut Daniel KOTTKE, der auch überzeugter Vegetarier ist, hat Steve Jobs einige seiner späteren Eigenarten direkt von Friedland übernommen.

> *Er war charismatisch und etwas hochstaplerisch veranlagt und konnte Situationen durch enorm starken Willen beherrschen. Er war lebhaft, selbstsicher und etwas diktatorisch. Steve bewun-derte das und nahm ebenfalls diese Züge an [...] Friedland besaß eine sehr starke Aura. Er betrat einen Raum und war sofort prä-sent. Als Steve aufs Reed kam, war er das genaue Gegenteil.*

Nachdem er eine Zeit lang mit Robert zusammen war, färbte einiges auf ihn ab.

An Wochenenden arbeiten Kottke, Jobs und andere nach Erleuchtung Suchende auf der Apfelplantage von Friedland (einer Art Kommune nach fernöstlicher Tradition). Steves Aufgabe ist, den Apfelgarten zu verwalten (Es ist schon interessant was er einige Jahre später verwaltete: APPLE COMPUTER).

Am Reed College besucht er einen Kalligrafiekurs, der laut ihm selbst ganz wesentlich für die spätere Entwicklung der Typografien am Mac und PC war. Die Verbindung von Kunst und Technologie wird für sein weiteres Leben ganz wichtig werden.

Ich wurde in einer magischen Zeit erwachsen. Unser Bewusstsein wurde durch Zen erweckt, auch durch LSD. Das Einwerfen von LSD war eine tief gehende Erfahrung, eines der wichtigsten Dinge in meinem Leben. LSD zeigt einem, dass es zwei Seiten einer Münze gibt, und es verstärkte mein Bewusstsein für das, was wichtig war – große Dinge zu schaffen, statt Geld zu scheffeln, die Dinge so gut wie möglich wieder in den Lauf der Geschichte und des menschlichen Bewusstseins einzufügen.

Eine weitere wichtige Eigenschaft von Jobs ist, dass er selbst im Winter immer barfuß herumläuft.

Die Rubrik *"Extremitäten - Gehen - barfuß - geht gerne barfuß"* enthält nur ein Mittel: Silicea.

Anfang 1974 beschließt Jobs, zu seinen Eltern nach Los Altos zurückzukehren. Rasch bekommt er einen Job bei dem Videospielhersteller Atari. Besonders von dem Gründer der Firma, Nolan Bushnell, ist Jobs fasziniert.

Der stinkende, barfußlaufende Jobs fasziniert und verstört die ganze Belegschaft von Atari. Aufgrund seiner Ökodiäten ist sich Jobs sicher, dass dadurch ein unangenehmer Körpergeruch nicht möglich sein könne und so wäscht er sich nicht.

Wegen seiner Eigentümlichkeit wird er im Nachtdienst eingesetzt. Er ist *kratzbürstig* und *unverfroren*, bezeichnet Kollegen als „Holzköpfe".

Ich glänzte nur deshalb, weil die anderen so schlecht waren.
so Jobs.

"Gemüt - hochmütig, arrogant" und *"Allgemeines - Körpergeruch - übel-riechend"* sind passende Rubriken.

Auch Silicea ist dort aufgeführt, aber auch andere Mittel wie Psorinum, Carbo vegetabilis oder Mercurius solubilis.

Der Grund, warum Jobs so rasch einen Job finden muss, ist, dass er nach Indien will. Robert Friedland drängt ihn zu seiner eigenen spirituellen Reise, der Suche nach Erleuchtung, der Suche nach der Lücke, dass er bisher seine leiblichen Eltern nicht kennengelernt hat. Der Schmerz, ein Adoptivkind zu sein und nicht zu wissen, wer seine leiblichen Eltern sind, quält ihn. Der carcinosinische Schatten, wie oben schon erwähnt.
Er verbringt sieben Monate in Indien, zwanghaft nach Selbsterkenntnis suchend. Wieder zurückgekehrt findet er in San Francisco einen Zen-Guru, Kobun Chino Otogawa. Tägliche Meditationen gehören zum Programm.
Zur Selbstfindung gehört auch ein zwölfwöchiger psychoanalytischer Therapiekurs. Dieser soll ihn zusammen mit einer schleimfreien Diät tiefer an die Enttäuschung über seine Geburt und die Tatsache, weggegeben worden zu sein, bringen.

Als Steve aus Indien zurückgekehrt ist, kann er seinen Nachtjob bei Atari wieder fortsetzen.
Mitte 1975, Jobs ist 20 Jahre alt, beauftragt Nolan Bushnell ihn, für die Entwicklung des Spieleklassikers Pong (für eine Person) verantwortlich zu sein, wohl wissend, dass Jobs seinen Freund Wozniak mit in das Boot nehmen wird. Bushnell erklärt ihm, dass er für jeden Chip, der unter insgesamt 50 Chips eingebaut wird, einen Bonus bekommt.
Für Jobs ist es ein leichtes Wozniak zu überzeugen und in der Tat benötigt Woz nur 45 Chips für die Entwicklung. Das Grundgehalt teilen die beiden sich, den Bonus (5 Chips weniger) streicht wohl Jobs für sich ein, was er später aber immer vehement leugnen wird.

Die Moral war für mich immer wichtig, und ich verstehe immer noch nicht, warum er den gesamten Bonus eingesteckt und mir vorgegaukelt hat, weniger erhalten zu haben.
schreibt Wozniak, und weiter:

Jobs sei halt eine schwierige und manipulative Persönlichkeit, und genau das seien Eigenschaften für seinen späteren Erfolg.

Von Bushnell lernt Jobs, keine "Neins" zu akzeptieren. Prinzipiell ist alles möglich, und alles kann durchgesetzt werden. Im Unterschied zu Bushnell, der nie beleidigend und verletzend ist, kann Jobs dies aber durchaus sein.

Die Rubrik "*Gemüt - manipulierend*" enthält nur 11 Mittel: Pulsatilla und Sulphur im zweiten Grad, daneben Lachesis, Tuberkulinum, Silicea, Staphysagria, Tarentula, Heroinum, Thuja und andere.
Silicea war oben schon in den Rubriken "Barfußlaufen" und "unangenehmer Körpergeruch" aufgefallen.
In der Rubrik "*Gemüt-Beschimpfen, Beleidigen, Schmähen - beleidigend*", findet sich allerdings nicht Silicea, aber wieder Lachesis hochwertig, was natürlich nachvollziehbar ist.
Weitere interessante Mittel dieser Rubrik sind für mich noch Mercurius, Nux vomica und Veratrum album. Im weiteren Verlauf der Analyse werde ich auf diese Mittel noch ausführlich zu sprechen kommen.
In der Rubrik "*Allgemeines - Körpergeruch - übelriechend*" war z.B. auch Mercurius aufgefallen (s.o.).
Obwohl Jobs immer behauptet hat, dass er Wozniak nie betrogen hat, gehe ich davon aus, dass er die Bonuszahlungen für sich eingestrichen hat.
Somit muss die Rubrik "*Gemüt - Lügner*" auch hinzugezogen werden.
Auch "*Gemüt - betrügerisch, arglistig*" sollte verwendet werden.
Somit ergibt sich folgende kleine Zwischenrepertorisation:

1	Gemüt - Beschimpfen, beleidigen, schmähen - beleidigend	23
2	Gemüt - Manipulierend	12
3	Allgemeines - Körpergeruch - übelriechend	58
4	Extremitäten - Gehen - barfuß - gerne barfuß; geht	1
5	Gemüt - Lügner	33
6	Gemüt - Hinterhältig, hinterlistig, falsch, verschlagen	50
7	Gemüt - Computer - liebt	8

	sil.	merc.	sulph.	lach.	med.	tarent.	thuj.	nux-v.	puls.
	6/8	5/6	5/6	4/8	4/5	4/5	4/4	3/5	3/4
1	-	1	-	3	1	1	-	1	-
2	1	-	2	1	-	1	1	-	2
3	2	2	1	1	1	-	1	-	-

	sil.	merc.	sulph.	lach.	med.	tarent.	thuj.	nux-v.	puls.
	6/8	5/6	5/6	4/8	4/5	4/5	4/4	3/5	3/4
4	1	-	-	-	-	-	-	-	-
5	1	1	1	-	1	1	1	1	1
6	1	1	1	3	2	2	1	3	1
7	2	1	1	-	-	-	-	-	-

In der Unterscheidung der beiden ersten Mittel ist besonders das Beleidigen sehr wichtig. Silicea beleidigt eher nicht, Steve Jobs kann aber massiv beleidigend sein. Auch das Extreme seiner Persönlichkeit spricht eher für Mercurius.

Wenn alle Zwischenrepertorisationen verglichen werden, fällt deutlich auf, dass eine Achse Carcinosinie-Tuberkulinie-Syphilinie besteht. Alle wichtigen, in Frage kommenden Mittel für Steve Jobs finden sich in diesen Miasmen. Aber Silicea eben nicht.

Die Verschmelzung von Hippie, Flower-Power, Zen, Erleuchtung mit Mikroprozessoren und neuen Technologien – eine „cyberdelische Suche" (Timothy Leary) – charakterisiert die Aufbruchstimmung der 70er Jahre. Dazu kommt die Musik von Bob Dylan, Joan Baez, The Grateful Dead, Janis Joplin oder Jefferson Airplane und anderen. Diese Fusion von Gegenkultur und Technologie erfüllt das Leben des 20jährigen.

Der Nährboden für die Geburt von APPLE ist bereitet und mit Steve Wozniak und Steve Jobs ergänzen sich zwei durchaus verschiedene, hoch begabte Persönlichkeiten besonderer Güte und so kann der erste Personalcomputer entstehen.

1975 hat Wozniak zuhause eine Platine mit Mikrochip gelötet, an die er einen Fernsehmonitor und eine Tastatur angeschlossen hat, möglicherweise der erste private PC (private Computer).

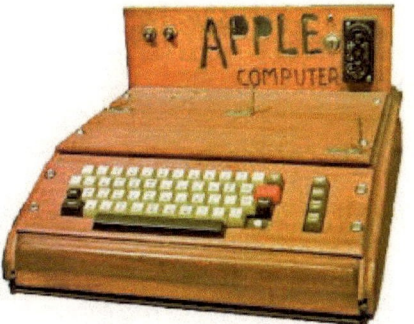

Als Steve Jobs diesen Entwurf Wozniaks sieht, ist er sofort begeistert. Zusammen überlegen sie, wie das neue Produkt vermarktet werden kann. Sie besuchen Veranstaltungen des "Homebrew Computer Clubs".

Das Anliegen des Clubs bestand darin, anderen zu helfen. [...] Ich entwickelte den Apple I, denn ich wollte ihn anderen Menschen kostenlos zu Verfügung stellen.

Und genau diese Ansicht teilen Personen wie Bill Gates und Steve Jobs nicht.

Wie schon bei der Blue Box 5 Jahre zuvor, hat Jobs die zündende Idee, wie sich die Erfindung von Wozniak vermarkten lässt und genau so geschieht es dann auch. Ihre gemeinsame Firma wird gegründet (1. April 1976). In der elterlichen Garage bauen sie dann die ersten 50 Platinen ihres Apple I und verkaufen sie mit Gewinn. Bereits zum wiederholten Male werden hier die Qualitäten von Jobs als Verkaufsmanager deutlich. Aber beschrieben werden auch seine zahlreichen Gefühls-und Wutausbrüche, die von elterlicher Seite aufgefangen werden. Hochmut, Arroganz, Beleidigungen, Jähzorn; typische Eigenschaften von Jobs.

1	Gemüt - Zorn - plötzlich	38
2	Gemüt - Hochmütig, arrogant	136
3	Gemüt - Beschimpfen, beleidigen, schmähen	108
4	Gemüt - Geschäftig	109
5	Gemüt - Mutig	52

	bell.	staph.	acon.	dulc.	ign.	merc.	phos.	verat.	hyos.
	5/7	5/7	5/6	5/6	5/6	5/5	5/5	4/8	4/7
1	1	2	1	1	1	1	1	-	1
2	1	2	1	1	1	1	1	3	2
3	2	1	2	1	1	1	1	2	2
4	1	1	1	1	1	1	1	2	2
5	2	1	1	2	2	1	1	1	-

Die Nachtschatten, Veratrum album (s.o.) und wieder Mercurius. Und kein Silicea mehr.

Die Rubrik "*Gemüt - Mutig*" bezieht sich auf seinen mutigen Geschäftsinn. Eventuell könnte sogar die Unterrubrik "*Mutig - törichter Wagemut, waghalsig*" hier benutzt werden, in der neben Mercurius nur Nux vomica zu finden ist. Waghalsige Manöver hat es sicherlich viele in Jobs Leben gegeben. Eine ausgeprägte Risikobereitschaft, etwas zu wagen, ist charakteristisch für ihn.

Der Apple I stellt im Wesentlichen eine Computerplatine dar, an die eine Tastatur und ein Monitor angeschlossen werden kann, eine geniale Erfindung, aber benutzerunfreundlich. Und genau diese Benutzerfreundlichkeit wird bei der Entwicklung des Apple II so wichtig. Eine erste All-in-one Lösung muss geschaffen werden. Jobs 1976 in einem Interview:

Im Grunde genommen erfanden Steve Wozniak und ich den Apple I, weil wir einen Personal Computer wollten. Nicht nur, dass wir uns die auf dem Markt erhältlichen Computer nicht leisten konnten, diese Computer waren für unsere Zwecke ungeeignet. Wir brauchten einen Volkswagen. Der Volkswagen ist nicht so schnell und so bequem wie andere Transportmittel, aber die VW-Fahrer können fahren, wohin sie wollen, wann sie wollen und mit wem sie wollen. VW-Fahrer haben die persönliche Kontrolle über ihr Fahrzeug.

Die Erschaffung des „Volkscomputers" ist Jobs Sinn. Und dieser muss einfach und allgemeinverständlich zu bedienen sein. Er soll also intuitiv sein.

Hinzukommt schon Ende der 70er Jahre, dass das Aussehen der Maschinen wichtig wird. Dieser Hang zur Ästhetik wird von ihm in den folgenden Jahren immer weiter vorangetrieben.

Eine weitere wichtige Eigenschaft von Jobs ist der Hang zur Perfektion, die er von seinem Vater Paul abgeschaut hat. Diese Perfektion kann bisweilen äußerst penibel, fast zwanghaft sein. So muss z.B. das Netzteil des Apple II komplett neu entwickelt werden, da alle erhältlichen Netzteile zu laut waren.

1	Gemüt - Gewissenhaft, peinlich genau in bezug auf Kleinigkeiten	115
2	Gemüt - Heikel, pingelig	73
3	Gemüt - Gedanken - zwingend, nötigen ihn, etwas zu tun	45

	ars.	nux-v.	med.	puls.	sil.	sulph.	thuj.	carc.	iod.	kali-c.
	3/9	3/6	3/5	3/5	3/5	3/5	3/5	3/4	3/4	3/4
1	4	2	1	3	3	3	3	1	1	1
2	3	2	1	1	1	1	1	2	1	2
3	2	2	3	1	1	1	1	1	2	1

Klar, Arsenicum album an erster Stelle. Für mich ist aber Nux vomica, interessanter, weil es zu dem aufbrausenden Steve Jobs gut passt. Mercurius ist in der "Pingelig"-Rubrik nicht vorhanden und deswegen nicht vorne anzutreffen.

Für die Produktion des Apple II wird in Mike Markkula eine charismatische Person gefunden, von der Steve Jobs noch viel lernen soll. Es entwickelt sich fast eine Vater-Sohn-Beziehung, in der letztendlich Jobs später im Stich gelassen werden soll.
Drei Prinzipien prägen die „Apple Marketing Philosophy": „Empathy, Focus and Impute." (Mike Markkula)
Steve Jobs vertritt diese Prinzipien teilweise besessen. Hier könnte die Rubrik "*Gemüt - Manie - Besessenheitswahn*" eventuell zur Rate gezogen werden. Neben Anacardium und Helleborus im zweiten Grad finden wir neben Nachtschatten auch Silicea, Platin, Sulfur und wieder Vertrum album.
Leider gibt es keine Rubrik "*Gemüt - besessen*", sondern nur "*Wahnidee - besessen zu sein*". Von einem Wahn würde ich bei Steve Jobs nämlich eher nicht sprechen. Auch im "Complete Repertory" findet sich keine passende Rubrik.

Am 3. Januar 1977 wird die Apple Computer Company gegründet, ein neues Logo wird entworfen. Apple Computer bekommt etwas später mit Mike Scott ihren ersten CEO.
Jobs liebt Kontrolle und hasst Autorität (schon als Kind und Jugendlicher, s.o.). Und so kommt es naturgemäß sehr rasch zu Spannungen zwischen ihm und Scott.

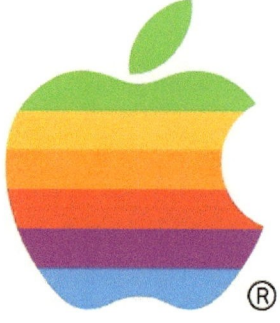

Der Apple II wird ein sehr großer Erfolg für den Hersteller. Allerdings betrachten viele ihn als das Werk von Steve Wozniak und das wurmt Jobs. Einige Jahre später (1984) wird schließlich unter seiner Regie der Macintosh vorgestellt und dieser ist sein „Baby", sein Erfolg, sein Mythos.
Vorher gibt es aber noch einige Misserfolge zu überstehen (Apple III, Lisa).

Lisa ist der Name seiner ersten unehelichen Tochter, die aus der Hippiebeziehung mit Chrisann Brennan (s.o.) entsteht. Da Jobs mit ihr in keiner festen Beziehung steht, lehnt er zunächst die Vaterschaft konsequent ab. Lisa wird 1978 geboren, Jobs ist 23 Jahre alt, genauso alt wie seine leiblichen Eltern bei seiner Geburt.

Als er von der Schwangerschaft erfährt, rät er Chrisann zur Interruptio, ein Austragen der Schwangerschaft mit späterer Freigabe des Kindes zur Adoption kommt überhaupt nicht in Frage.

Widersprüchlich an seinem Denken ist auch, dass es einerseits die Vaterschaft ablehnt, andererseits aber entscheidend sich für die Namensgebung Lisa Nicole einsetzt.

In den Monaten nach der Geburt verleugnet Jobs vollständig Lisa und ihre Mutter Chrisann. Erst nachdem er gerichtlich zur Durchführung des Vaterschafttests gezwungen wird und Unterhalt zahlen muss, ändert er seine Ansicht.

Möglicherweise sind Schuldgefühle die Ursache für die Namensgebung des neuen Rechners von Apple. Vielleicht will er seine Fehler auf diese Weise wieder gut machen.

In der ISAACSON-Biografie sagt er:

Ich wünschte mir, ich hätte mich anders verhalten. Ich konnte mich nicht als Vater sehen, also konfrontierte ich mich damit. Doch als die Testergebnisse zeigten, dass sie meine Tochter war, zweifelte ich nicht daran. Ich war bereit, sie bis zu ihrem 18. Lebensjahr zu unterstützen und auch Chrisann finanziell unter die Arme zu greifen. Ich fand ein Haus in Palo Alto und ließ sie dort mietfrei wohnen. Chrisann suchte gute Schulen für meine Tochter aus, die ich bezahlte. Ich versuchte das Richtige zu tun. Aber wenn ich die Zeit zurückdrehen könnte, würde ich es besser machen.

Hier werden die Schuldgefühle für sein Fehlverhalten deutlich.

"Gemüt - Tadelt sich selbst, macht sich Vorwürfe" wäre hier die richtige Rubrik. Nux vomica ist da hochwertig vertreten, aber auch Veratrum und Mercurius.

Desweiteren sollte in dieser Episode seines Lebens auch die Rubrik *"Gemüt - Lügner"* verwendet werden (s.o.).

Nachdem das Formale in der Beziehung zu Chrisann und Lisa geregelt ist, ändern sich einige Dinge in Jobs Leben. Er verzichtet auf Drogen, ist nicht mehr ganz so fanatisch bezüglich seiner vegetarischen Ernährung, meditiert weniger und kleidet sich modischer. Gleichzeitig hat er eine Beziehung zu einer Frau namens Barbara Jasinski.

Den kindlichen Rebellen hat er aber weiterhin in sich. Äußerst launisch kann er in Restaurants sein Essen mit den Worten „das sei Müll" zurückgeben.
Er verkleidet sich zu einer Halloween Party 1979 als Jesus Christus, was bei seinen Mitmenschen doch sehr gemischte Gefühle auslöst.
Sein zwanghaftes Denken zeigt sich auch in den Inneneinrichtungen seiner Häuser, die es eigentlich nicht gab. In seinem Schlafzimmer beispielsweise liegt eine Matratze auf dem Boden, an der Wand Bilder von Einstein und dem indischen Guru Sacha Baba Maharajji und auf dem Boden ein Apple II.

1	Gemüt - Tadelt sich selbst, macht sich Vorwürfe	86
2	Gemüt - Lügner	32
3	Gemüt - Gedanken - zwingend, nötigen ihn, etwas zu tun	45
4	Gemüt - Wahnideen - Christus; er sei	3
5	Gemüt - Beschimpfen, beleidigen, schmähen - beleidigend	23
6	Gemüt - Launenhaftigkeit, launisch	153

	verat.	nux-v.	med.	merc.	lach.	staph.	puls.	nat-m.
	6/9	5/9	5/7	5/6	4/7	4/7	4/6	4/5
1	1	3	1	1	1	1	2	2
2	2	1	1	1	-	1	1	1
3	1	2	3	1	2	2	1	1
4	3	-	-	-	-	-	-	-
5	1	1	1	1	3	-	-	-
6	1	2	1	2	1	3	2	1

Sicherlich ist es falsch, die Rubrik „*Wahnideen-Christus; er sei*", hier mit aufzunehmen, aber selbst wenn ich sie weglasse, finden wir Veratrum album, Nux vomica, Medorrhinum und Mercurius.
Aber es ist schon eigentümlich, dass ein Mensch sich zu Halloween als Jesus Christus verkleidet. Deshalb habe ich zu Demonstrationszwecken die Rubrik in dieser Zwischenrepertorisation belassen.

Und zu Medorrhinum; es liebt die Farbe weiß, welche bekannterweise Steve Jobs auch sehr gemocht hat. Auch seine Autoliebe spricht für Medorrhinum. Und, wenn man John Lennon homöopathisch analysiert, ist Medorrhinum das Mittel der Wahl. Steve Jobs verehrte John Lennon, überhaupt die Beatles.

Doch zurück zu den Schwierigkeiten und Differenzen, die sich langsam nach dem Erfolg des Apple II ereignen. Dem äußerst erfolgreichen Börsengang des Unternehmens 1980 (dem erfolgreichsten seiner Zeit), folgen in den folgenden Jahren Misserfolge mit dem Apple III und dem Lisa-Computer. Diese werden u.a. Steve Jobs angelastet. Ihm wird von Seiten der Firmenleitung „unkonstruktives Verhalten" vorgeworfen. So kommt es, dass im September 1980 Steve Jobs zum Non-executive Chairman of the Board mehr oder weniger degradiert wird, zwar nach außen weiterhin Gallionsfigur ist, nach innen aber deutlich in seinen Befugnissen eingeschränkt wird.

Ich war wütend und fühlte mich von Markkula veraten. Er und Scotty trauten mir die Leitung der Lisa-Abteilung nicht zu. Ich habe lange gebraucht, um darüber hinwegzukommen.

So kommt es, dass Jobs die Leitung der geheimen Macintosh Entwicklung unter Führung von Jeff Raskin übernimmt. Und schnell entstehen Konflikte untereinander.

Raskin über Jobs:

Er ist ein katastrophaler Manager [...] Ich mag Steve wirklich, aber ich kann nicht unter ihm arbeiten [...] Jobs vergisst seine Termine so regelmäßig, dass es in der Firma inzwischen zum Running Gag geworden ist [...] Er handelt unüberlegt und hat kein Urteilsvermögen [...] Er nimmt die Ideen anderer als eigene in Anspruch [...] Sehr oft greift er einen Vorschlag erst als nutzlos oder sogar dumm an und erklärt, man verschwende seine Zeit damit. Das allein ist schon schlechtes Management, aber wenn es eine gute Idee ist, erzählt er bald überall davon, als sei sie seine eigene [...] Er fällt einem ins Wort und hört nie zu.
(Memo von Jeff Raskin an Mike Scott, betitelt „Für und mit Steve Jobs arbeiten.")

Repertorisiert ergibt sich folgendes:

1	Gemüt - Verächtlich	57
2	Gemüt - Chaotisch	55
3	Gemüt - Urteilsvermögen; Mangel an	3
4	Gemüt - Indiskretion, Taktlosigkeit	41
5	Gemüt - Tadelsüchtig, krittelig	148
6	Gemüt - Vergesslich	343
7	Gemüt - Ichbezogenheit, Selbstüberhebung	55
8	Gemüt - Hochmütig, arrogant	135
9	Gemüt - Eigensinnig, starrköpfig, dickköpfig	155
10	Gemüt - Unbesonnen, unachtsam	101

	nux-v.	sulph.	lach.	merc.	alum.	plat.	lyc.	verat.	puls.	agar.
	9/16	9/16	9/15	9/15	9/14	8/18	8/17	8/14	8/11	8/10
1	2	1	2	1	1	3	2	2	1	-
2	1	1	1	2	-	-	-	-	1	1
3	-	-	-	-	1	-	-	-	-	-
4	2	1	1	2	1	1	1	1	3	1
5	2	3	2	2	1	2	1	3	1	1
6	2	2	2	3	2	3	3	1	1	1
7	2	2	2	1	2	3	2	2	-	2
8	1	3	2	1	1	4	4	3	2	1
9	3	2	1	1	3	1	2	1	1	2
10	1	1	2	2	2	1	2	1	1	1

Wieder Nux vomica, Sulphur, Lachesis und Mercurius. Aber auch Veratrum album.

Im Übrigen wird Jeff Raskin wegen dieser Konflikte rasch entlassen. Nun hat Jobs die Hoheit über das Macintosh Projekt und kann sein Team selbst zusammenstellen. Als nächstes treibt er dann die Absetzung des CEOs Mike Scott voran, was ihm ebenso gelingt.

Während der Entwicklung des ersten Macintosh Computers werden weitere Charakteristika der Persönlichkeit von Jobs deutlich. Ganz wichtig wird hier der Begriff des „Reality Distortion Fields", einer Art Verzerrung der Wirklichkeit in der Art, dass man annehmen muss, dass diese Verzerrung nun die wahre Realität ist.

Es war eine sich selbst erfüllende Verzerrung, wir schafften das Unmögliche, weil wir gar nicht realisierten, dass es unmöglich war.
Debi COLEMAN aus dem Team.

Diesem „Reality Distortion Field" liegt Jobs tiefgreifende Überzeugung zugrunde, auserwählt zu sein (siehe Kindheit).
Andy HERTZFELD aus dem Mac-Team:

Er denkt, einige Leute seien eben etwas Besonderes-Leute wie er selbst und Einstein und Gandhi und die Gurus, die er in Indien gesehen hat, und er sei einer davon. Chrisann hat er das so gesagt. Einmal hat er mir gegenüber sogar angedeutet, er halte sich für erleuchtet. Fast wie bei Nietzsche.

Wenn die Wirklichkeit nicht mit seinem Willen übereinstimmte, ignorierte er sie, wie er es bei der Geburt seiner Tochter Lisa getan hatte und es Jahre später wieder tat, als er von seiner Krebserkrankung erfuhr. Selbst in kleinen Alltagsdingen handelte er, als gälten die Regeln und Vorschriften nicht für ihn-er fuhr Wagen ohne Nummerschilder und stellte ihn auf Behindertenparkplätzen ab".
ISAACSON.

Schwarz-Weiß-Denken, ausgeprägte Polaritäten prägen sein Dasein.
Bill Atkinson aus dem Mac-Team:

Es war schwierig, für Steve zu arbeiten, weil er nur die Polarität zwischen Göttern und Idioten kannte. War man ein Gott, stellte er einen auf ein Podest und ließ einem alles durchgehen. Diejenigen von uns, die er für Götter hielt, wie mich zum Beispiel, wussten natürlich, dass wir in Wirklichkeit Sterbliche waren, die manchmal auch Fehler machten und furzten wie andere Menschen, und deshalb hatten wir ständig Angst, vom Podest wieder herabgestoßen zu werden. Diejenigen, die er für Idioten hielt, alles hart arbeitende, intelligente Ingenieure, sahen sich von jeder Anerkennung ausgeschlossen.

1	Gemüt - Wahnideen - Identität - Fehleinschätzung in bezug auf die eigene	30
2	Gemüt - Wahnideen - Rang; er sei eine Person von	3
3	Gemüt - Wahnideen - hochgestellte Persönlichkeit; er sei eine	33
4	Gemüt - Wahnideen - göttlich; er sei	4

	verat.	cann-i.	phos.	stram.	alum.	lach.	cic.	cupr.	glon.
	3/6	3/4	3/3	3/3	2/3	2/3	2/2	2/2	2/2
1	3	1	1	1	2	1	1	-	-
2	1	-	1	-	-	-	-	1	-
3	2	2	1	1	1	2	1	1	1
4	-	1	-	1	-	-	-	-	1

Natürlich Veratrum album und wieder Cannabis indica (s.o.). Und nochmals die Erinnerung an seinen Halloweenauftritt als Jesus Christus 1979. Für mich hat Veratrum album als Pflanze sehr viel Ähnlichkeit zu Mercurius aus dem Mineralreich.

Das Schwarz-Weiß-Denken, die extreme Polarität ist aber auch sehr charakteristisch für Mercurius. Und übrigens ist der Gott Merkur/Hermes Vermittler und Wanderer zwischen den Welten. Und genauso lässt sich auch Steve Jobs sehen. Dazu unten mehr.

In der Führung seines Teams stellt Jobs ungeheure Ansprüche an seine Leute, aber auch an das Produkt. Jeder und alles muss perfekt sein. Inso-

fern ist er ein perfektionistischer Kontrollfreak. Er erwartet stets das beinahe Unmögliche von seinen Mitarbeitern, dabei ist er meistens launisch
und verachtend. Aus Angst vor ihm und dem Wunsch, ihn zu beeindru-
cken, wachsen viele seiner Mitarbeiter über sich hinaus.

Bei Besprechungen brüllte er herum: Du Arschloch, du machst
immer alles falsch. Das kam stündlich vor. Aber ich glaube im-
mer noch, dass ich großes Glück hatte, für ihn arbeiten zu kön-
nen.
Debi COLEMAN

Hier passt wieder die Rubrik "*Gemüt - Beschimpfen, beleidigen, schmä-*
hen - beleidigend" (s.o.).
Eine weitere wichtige Eigenschaft von Jobs ist das Interesse am Design
seiner Maschinen. Und dabei achtet er auf nahezu alles. Der Rechner soll
ein Kunstwerk (wie ein Porsche) sein, innen und außen, in Hardware und
Software. Der Kontrollwahn geht so weit, dass er sogar das Innere des
Gehäuses festlegt, oder die Maschinen vom kompletten Mac-Team im
Inneren signieren lässt.
Der Macintosh als Gesamtkunstwerk. Jedes Detail ist wichtig und wesentlich, um den Mac einzigartig aussehen zu lassen. Und auch beim Betriebs-
system will er Kunst. Jedes Icon, jeder Schrifttyp muss neu entworfen und
wegen seines Perfektionismus ständig geändert werden. Um das alles zu
erreichen, vergehen Monate, gar Jahre bis zur Vorstellung des Macintosh
im Januar 1984.
Und im Hintergrund der Firma tut sich auch einiges. Parallel wird von
einer anderen Entwicklergruppe das Lisa Projekt vorangetrieben und alles
scheint so, als ob Jobs mit seinem Macintosh in Konkurrenz gegangen sei
und unbedingt das bessere Produkt auf den Markt bringen will. Und
trotzdem wird der Apple Lisa 1983 vorgestellt, also ein gutes Jahr vor dem
Mac. Steve Jobs stellt ihn persönlich vor, kann sich aber nicht zurückhal-
ten auch über den Macintosh zu sprechen und letztendlich wird Lisa für
Apple zum Desaster. Zu teuer, zu umständlich und nicht kompatibel mit
anderen Peripheriegeräten. Der bald erscheinende Macintosh wird als
„der unglaublichste Rechner der Welt" von Business Week angekündigt.
Damit wird der Lisa-Computer schon beim Erscheinen begraben.

Und bis zur Vorstellung des Macintosh muss noch einiges getan werden.
Zunächst wird in John Sculley von Pepsi Cola ein neuer CEO gefunden,
mit dem sich Jobs trotz der Verschiedenheiten und des Altersunterschie-
des sofort gut verstehen wird.

Als Sculley seinen Job bei Apple antritt, ist er sehr verwundert über das Arbeitsklima in der Firma. Schnell erkennt er die Konkurrenz zwischen dem Lisa-und dem Macintosh Team.

Niemand bei Pepsi hätte es gewagt, seinen Chef zu kritisieren. Er fühlt sich an einen Witz erinnert, den er von einem Apple Anzeigenvertreter gehört hat:

Was ist der Unterschied zwischen Apple und den Pfadfindern?
Bei den Pfadfindern führen Erwachsene die Aufsicht.

In der Anfangszeit bei Apple trifft sich Sculley sehr häufig auch privat mit Jobs. Er lernt seine spartanisch eingerichteten Häuser kennen, erkennt seine extrem hohen handwerklichen Ansprüche, entdeckt seinen tiefen Sinn für Kunst und Ästhetik. Und immer und bei Allem geht es ums „Extrem". Alles was „normal" ist, muss per se schon abgelehnt werden.

Regeln müssen gebrochen werden, wenn nötig. So wird er einmal von einem Polizisten auf dem Highway bei Tempo 160 angehalten. Während der Polizist den Strafzettel schreibt, beginnt Jobs ungeduldig zu hupen. Auf die Frage, was das nun wieder solle, gibt er vor, dass er es eilig habe. Nachdem er das Strafmandat erhalten hat, fährt er mit Tempo 160 weiter (obwohl nur 90 MpH erlaubt sind).

1	Gemüt - Widerspruch - verträgt keinen Widerspruch	129
2	Gemüt - Beachtung; schenkt allgemeinen Regeln keine	14
3	Gemüt - Widerspruch - Neigung zu widersprechen	80

	lyc.	caust.	sep.	thuj.	merc.	nat-c.	alum.	sulph.	nux-v.
	3/8	3/7	3/7	3/5	3/4	3/4	3/3	3/3	2/6
1	4	2	4	1	1	2	1	1	3
2	1	2	2	1	1	1	1	1	-
3	3	3	1	3	2	1	1	1	3

Die letzte Rubrik ist sicherlich die wichtigste, aber auch die beiden "Widerspruch" - Rubriken passen zu seinem Gemüt.

Bei den persönlichen Treffen mit John Sculley vertraut Jobs ihm auch an, dass er davon überzeugt sei, jung zu sterben. Deswegen wären auch seine Ruhelosigkeit, seine Ungeduld und seine Rastlosigkeit zu erklären.

1	Gemüt - Ruhelosigkeit	699
2	Gemüt - Tod - Vorahnung des Todes	80
3	Gemüt - Ungeduld	247

	acon.	apis	arg-n.	ars.	bell.	calc.	lyc.	merc.	nux-v.
	3/8	3/7	3/7	3/7	3/7	3/7	3/7	3/7	3/7
1	3	2	3	3	3	3	3	3	2
2	3	3	2	2	3	2	2	3	2
3	2	2	2	2	1	2	2	1	3

Gemüt-Ruhelosigkeit und Unruhe sind zwei sehr große Rubriken mit sehr vielen Mitteln. Die Rubrik "Gemüt - Tod - Vorahnung des Todes" halte ich hingegen für sehr wichtig. Jobs hat auch später mehrfach geäußert, früh sterben zu müssen und letztendlich ist er ja auch nur 56 Jahre alt geworden. In dieser Rubrik finden sich nur vier dreiwertige Arzneien, nämlich Mercurius, Aconitum, Apis und Belladonna.

Bei Mercurius fühle ich mich wieder an den Götterboten erinnert, der ja, wie bekannt, freien Zugang zur Unterwelt hat und damit auch möglicherweise seinen Tod voraussagen kann. Bei Aconitum spielt neben der genauen Vorhersage des Todes insbesondere die Todesangst eine wichtige Rolle und die ist bei Mercurius weniger bedeutsam.

John Sculley:
Manchmal kam es mir vor, als sei Steve ein Schauspieler, der mich in einem Film darstellte. Die Ähnlichkeit war geradezu unheimlich und sie führte auch zu dieser erstaunlichen Symbiose, die wir eingingen.

Steve Jobs:
Wir hatten unterschiedliche Ansichten, unterschiedliche Meinungen über andere Menschen, unterschiedliche Werte. Es wurde mir nach ein paar Monaten klar. Er lernte nicht besonders schnell, und die Leute, die er befördern wollte, waren meistens Dummköpfe.

Zwei Männer mit völlig unterschiedlichen Ansichten. Und das muss notgedrungen zu Meinungsverschiedenheiten führen. Als Sculley den Ver-

kaufspreis des Macintosh auf 2495 Dollar erhöht, rastet Jobs aus, kann aber nichts daran ändern.
Später äußert er sich zu dieser Entscheidung Sculleys:

Es war der Hauptgrund, warum der Macintosh-Verkauf nachließ und Microsoft den Markt erobern konnte.

Reality Distortion Field!
Die wahren Gründe warum der Absatz nachlässt, sind letztendlich ganz andere.

ISAACSON:

Sculley kam zu der Ansicht, dass Jobs' wechselhafte Persönlichkeit und seine Unbeherrschtheit tief in seinem Geist verwurzelt waren, womöglich das Ergebnis einer leichten manischdepressiven Störung. Jedenfalls hatte er auffällige Stimmungsschwankungen. Einmal war er ekstatisch, dann wieder niedergeschlagen. Manchmal brach er ohne Vorwarnung in brutale Schimpftiraden aus und Sculley musste ihn beruhigen.

1	Gemüt - Stimmung, Laune - abweisend, zurückweisend	55
2	Gemüt - Stimmung, Laune - wechselnd, wechselhaft	133
3	Gemüt - Manie	206
4	Gemüt - Ekstase	84
5	Gemüt - Traurigkeit	764
6	Gemüt - Zorn - plötzlich	38
7	Gemüt - Zorn - Widerspruch, durch	75
8	Gemüt - Tadelt andere	63
9	Gemüt - Widerspenstig	93
10	Gemüt - Manie - abwechselnd mit - Niedergeschlagenheit	31

	ign.	aur.	bell.	lyc.	merc.	acon.	phos.	sep.
	10/17	9/14	9/14	8/17	8/17	8/14	8/13	8/13
1	1	1	1	1	2	1	1	1

	ign.	aur.	bell.	lyc.	merc.	acon.	phos.	sep.
	10/17	9/14	9/14	8/17	8/17	8/14	8/13	8/13
2	3	1	3	3	1	2	2	1
3	2	2	3	3	3	1	2	2
4	1	-	1	-	-	3	3	-
5	3	3	2	3	3	3	2	3
6	1	1	1	1	1	1	1	-
7	3	3	-	3	1	-	-	3
8	1	1	1	2	3	2	-	1
9	1	1	1	1	3	1	1	1
10	1	1	1	-	-	-	1	1

Erstaunlich ist, dass die Rubrik "*Gemüt - Wutanfälle*" nicht Mercurius enthält. Auch ist mir der Unterschied der beiden Gemütsrubriken (Zorn - plötzlich und Wutanfälle) nicht klar.

M.E. müsste Mercurius auch in der Rubrik "*Manie - abwechselnd mit - Traurigkeit*" zu finden sein. Beim Studium der Materia medica zu Mercurius lässt sich das jedenfalls nachweisen.

Die Vorstellung des Macintosh am 24. Januar 1984 wird zu einer extremen Publicityshow mit 2600 Besuchern. Eine Show der Megalative, ein zweistündiges Feuerwerk der Selbstinszenierung.
Wenn man sich heute bei YouTube diese Keynote ansieht, hat man teilweise den Eindruck eines Spielfilms, mit einem Hauptdarsteller, der einem Gott gleicht.
Und mitten in der Keynote wird der von Ridley Scott gedrehte Spot „1984" gezeigt, in dem der Satz vorkommt:

Am 24. Januar wird Apple Computer den Macintosh vorstellen. Und sie werden begreifen, warum 1984 nicht wie 1984 sein wird.

Die Rubrik "*Gemüt - Geisteskrankheit, Wahnsinn - Größenwahn*" fällt einem natürlich sofort ein.
Veratrum album, die Nachtschatten und andere syphilinische Mittel. Auch hier sollte m.E. Mercurius zu finden sein.
In der Rubrik "*Gemüt - Ichbezogenheit, Selbstüberhebung*" findet es sich dann auch.

Der Macintosh ist anfangs ein großer Erfolg, bald zeigen sich aber die Probleme der Hardware (z.b. enthält der Ur-Mac keine eigene Festplatte, ist jämmerlich langsam und leistungsschwach), und die Verkaufszahlen brechen ein.

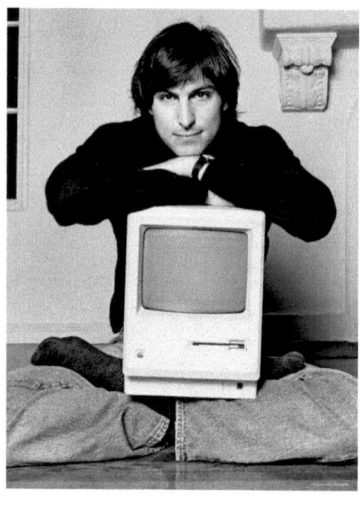

Für die Probleme wird natürlich Jobs verantwortlich gemacht, der die Schuld selbstverständlich bei allen anderen, nur nicht bei sich selbst, sucht. Z.B. macht er John Sculley wegen des zu hohen Preises verantwortlich. Letztendlich führen die Differenzen 1985 zur Entlassung bzw. Kündigung des Co-Gründers.
Die Wochen davor zeigen die kompletten Facetten seiner Persönlichkeit. Er fällt von einem Extrem ins andere, einmal spricht er davon die Firma zu verlassen, dann sucht er sich Verbündete, um den CEO John Sculley "abzusägen". Kurz vor seinem Austritt unternimmt er eine Art Putschversuch um Sculley zu stürzen und selbst CEO von Apple zu werden.

Ständig finden höchst beleidigende Wutausbrüche statt, gefolgt von Weinkrämpfen in aller Öffentlichkeit.

Arthur Rock, ein Mitglied des verantwortlichen Apple Boards, bezeichnet Jobs als *frechen Rotzlöffel*, als einen *Narren*, dem es nicht zuständе, eine Firma zu leiten.

Jobs kann mit dieser Form der Ablehnung einfach nicht umgehen und letztendlich führen diese narzistischen Kränkungen nur noch stärker zu Gegenwehr rebellischer Art.

Getrieben von ständiger Reizbarkeit, ausgeprägter Streitlust mit unsäglicher Vehemenz und Heftigkeit und Taktlosigkeit geht er gegen seine Gefühle von Betrogenwerden, aber auch Bevormundung vor.

Ausgeprägte Arroganz und Größenwahnfantasien prägen das tägliche Bild.

Ständige Stimmungswechsel, Tricksereien sind an der Tagesordnung.

Außerdem ein schwacher, sich nicht festlegender CEO John Sculley. Das reinste Chaos. Letztendlich kann es nur einen Verlierer geben, nämlich Steve Jobs, der aber letztendlich dann Jahre später doch noch als Sieger daraus hervorgehen soll (siehe unten).

Wenn ich nun die Hauptsymptome aus dieser Zeit repertorisiere, kommt folgendes Ergebnis zum Vorschein:

1	Gemüt - Rebellisch	4
2	Gemüt - Streitsüchtig	222
3	Gemüt - Reizbarkeit, Gereiztheit	644
4	Gemüt - Weinen - Zorn - nach	25
5	Gemüt - Heftig, vehement	134
6	Gemüt - Beschimpfen, beleidigen, schmähen - beleidigend	23
7	Gemüt - Selbstsucht, Egoismus	65
8	Gemüt - Hochmütig, arrogant	135
9	Gemüt - Ichbezogenheit, Selbstüberhebung	55
10	Gemüt - Intrigant	5
11	Gemüt - Revolutionär	4
12	Gemüt - Hitzig, feurig	36
13	Gemüt - Indiskretion, Taktlosigkeit	41
14	Gemüt - Außer sich; ist - allgemeinen; im	50
15	Gemüt - Beschwerden durch - Betrogenwerden	13
16	Gemüt - Beschwerden durch - Bevormundung	39
17	Gemüt - Zorn - außer sich; ist	24

	merc.	nux-v.	verat.	lyc.	lach.	caust.	staph	plat.
	14/18	13/29	12/21	11/23	11/19	11/17	10/15	9/21
1	-	-	-	-	-	3	-	-
2	2	3	2	2	2	2	2	2
3	2	3	2	3	2	3	3	3
4	-	2	-	-	-	1	1	2
5	1	3	2	2	2	1	1	1
6	1	1	1	-	3	-	-	-
7	1	2	2	2	1	1	1	3

117

	merc.	nux-v.	verat.	lyc.	lach.	caust.	staph	plat.
8	1	1	3	4	2	2	2	4
9	1	2	2	2	2	-	1	3
10	-	-	1	-	1	-	-	-
11	1	-	-	-	-	1	-	-
12	2	2	-	-	2	1	-	2
13	2	2	1	1	1	1	1	1
14	1	3	2	1	-	1	-	-
15	1	2	1	3	1	-	1	-
16	1	-	-	2	-	-	2	-
17	1	3	2	1	-	-	-	-

Dass Mercurius nicht in der Rubrik "*Gemüt - Rebellisch*" zu finden ist, halte ich erneut für ein Problem des Synthesis-Repertoriums. Sowohl in den Rubriken "*Gemüt - Anarchist*" und "*Gemüt - Revolutionär*" steht Mercurius.

Diese Repertorisation, die den Zustand im Jahre 1985 zeigt, erhärtet die Differentialdiagnose der Arzneimittel.

Mercurius solubilis, Nux vomica, Veratrum album und vielleicht auch Lachesis kommen noch in Frage, Medorrhinum wohl eher nicht.

Wir erkennen viele Eigenschaften von Jobs, die gut zu Mercurius passen, den Trickster, den Narren, den Puer aeternus (das ewige Kind, BAILEY), aber dazu unten mehr.

NeXT, die Zeit danach, die nächste Phase, kann nun beginnen. Es wird 11 Jahre dauern bis er zu Apple zurückkehrt. Diese Jahre sind für die Persönlichkeitsentwicklung aber sehr wichtig und ohne NeXT und Pixar wäre die Dynamik der Schaffensperiode der letzten 14 Jahre seines Lebens erst gar nicht möglich gewesen.

Außerdem fallen in diese Phase seine Hochzeit und die Geburten seiner Kinder. Miasmatisch wäre das Chaos 1985 womöglich als Höhepunkt der Tuberkulinie und die Zeit danach als Sykose zu bezeichnen.

Die Anfangszeit nach der Trennung von Apple ist noch von Rache und nachtragender Böswilligkeit geprägt. Da einige Apple Mitarbeiter Jobs zu NeXT folgen wollen, reagiert die Führungsriege Apples sehr ungehalten.

Jobs wird öffentlich als Lügner und Dieb bezeichnet, ja, Apple reicht sogar Klage gegen ihn ein.

Erst allmählich beruhigen sich die Wogen und das nächste Projekt kann in Angriff genommen werden.

Der NeXT Computer ist ursprünglich für universitäre Einrichtungen gedacht. In der Entwicklung wiederholen sich zahlreiche Fehler, die schon in den letzten Jahren bei Apple offenkundig sind. Unsummen an Geldern werden verschwendet. So lässt Jobs für den Bau des mattschwarzen Würfelcomputers extra eine neue vollautomatisierte, futuristische Produktionshalle bauen und macht hier die gleichen Fehler, die er auch beim Bau dem Macintosh Produktionshalle gemacht hat.

Er versteift sich mal wieder auf ein extravagantes Design. Dazu verzögert sich die Produkteinführung genau wie beim Mac massiv.

Als Bill Gates (Jugendfreund und -feind von Jobs) den NEXT Würfel zu sehen bekommt, äußert er sich so:

> *Der Rechner ist Schrott, der optische Plattenspeicher hat einen schlechten Latenzwert, das Gehäuse ist zu teuer. Das Ding ist lächerlich. Dafür etwas entwickeln? In 100 Jahren nicht.*

Im Oktober 1988 wird der NeXT Computer dann vor 3000 (!) Besuchern auf erneut theatralische Weise als absolutes Superlativ von Steve Jobs vorgestellt.

Das Produkt sei *unglaublich*, es habe *die schönste Platine, die er je in seinem Leben gesehen habe.* Auf die Frage, warum der Rechner erst so spät auf den Markt käme, antwortet Jobs: *Was heißt hier spät, er ist seiner Zeit um fünf Jahre voraus.*

Beim ersten iPhone wiederholt er genau diesen Satz wortwörtlich. Beim iPhone hat er wahrscheinlich recht, beim NeXT jedoch nicht.

Die Maschine ist ein absoluter Flop und völlig überteuert. Sie bleibt ein Ladenhüter.

Während der Produktvorstellung nutzt er eine Demonstration des digitalen Wörterbuchs, um sich über sich selbst lustig zu machen.

> *Ein Wort, mit dem man mich manchmal beschreibt, ist "mercurial".*

Er liest aus dem Computer die Definition vor.

> *Vom oder in Bezug auf den Planeten Merkur oder unter dem Planeten Merkur geboren. Charakteristisch für jemanden mit unberechenbaren Stimmungsschwankungen. Wenn wir jetzt im*

Thesaurus herunterscrollen, sehen wir, dass das Gegenwort dazu saturnin lautet. Aber was heißt das? Mit einem einfachen Doppelklick können wir das Wort sofort nachschlagen, und da steht es: Kühles und unbewegtes Wesen. Reagiert und ändert sich nur langsam. Finsterer oder mürrischer Charakter. Na ja, ich glaube, alles in allem ist mercurial wohl doch nicht so schlecht.

Hat er hier sein eigenes Arzneimittel beschrieben? Mir ist nicht bekannt, ob Jobs überhaupt jemals homöopathische Arzneien zu sich genommen hat.

Parallel zu NeXT kauft sich Jobs bei Pixar 1986 ein. Pixar ist eine Animationsfirma für Filme. Jobs interessieren die 3D Computergrafiken. Sein Interesse an Kunst und Design kann hier mit seinem Technologiewissen verknüpft werden. Und so investiert er in die vor dem Konkurs stehende Firma.

Da er aber sozusagen hauptberuflich für NeXT tätig ist, besucht er anfangs Pixar nur relativ selten. Früh erkennt er aber die Möglichkeiten, die in dem Unternehmen stehen. Er lässt die beiden Köpfe Ed Catmull und John Lasseter (*Wissen Sie, diese beiden Typen leben und sterben für ihre Animation*) mehr oder weniger frei arbeiten, vertraut ihnen und steht eher beratend sowie finanziell zur Verfügung.

Für ihn war Pixar zu einer kleinen Insel der zauberhaften Kunst geworden, die ihm größte Freude bereitete und er war gewillt, sich um die zu kümmern und auf sie zu setzen.
Isaacson.

Insgesamt investiert Jobs mehr als 50 Millionen Dollar in die Firma, was bekannterweise letzendlich belohnt wird. Er hat einfach diesen tiefen, unumkehrbaren Glauben in die Sache an sich.

1988 gewinnt Pixar mit Tin Toy den Oscar als erster am Computer animierter Kurzfilm.

Intuition, aber auch eine gewisse Hellsichtigkeit, oder besser vorausschauende Überzeugung führen letztendlich zum Erfolg von Pixar.

Eine weitere wichtige Eigenschaft ist seine Rede- und Wortgewandtheit und damit seine Überzeugungskraft. Diese Merkmale ergeben repertorisiert:

1	Gemüt - Intuitiv, Intuition	8
2	Gemüt - Hellsehen	66
3	Gemüt - Redegewandt	4
4	Gemüt - Ideen, Einfälle - Reichtum an, Klarheit des Geistes	176
5	Gemüt - Aktivität - Verlangen nach - kreativer Aktivität, kreativer Schaffensdrang	60

	cann-i.	spect.	phos.	lach.	med.	op.	podo.	acon.
	5/6	4/7	3/7	3/6	3/5	3/5	3/5	3/4
1	1	2	-	-	-	-	-	1
2	1	1	2	1	2	1	2	2
3	1	-	-	-	-	1	-	-
4	1	2	3	3	1	3	2	1
5	2	2	2	2	2	-	1	-

"*Gemüt - Hellsehen*" gefällt mir eigentlich nicht, es ist ja seine vorausschauende Weitsicht gemeint. Cannabis indica erinnert stark an seine Jugend (s.o.). Seine Liebe zu Pixar hat aber auch etwas Romantisches. Die Rubrik "*Gemüt - Sentimental, schwärmerisch, rührselig*" passt m.e. aber auch nicht so gut, obwohl Joan BAEZ einmal sagt:

Er war romantisch und hatte gleichzeitig Angst davor, romantisch zu sein.

Hier ist wieder die Polarität.

Ende 1995 geht er mit Pixar an die Börse, gleichzeitig ist die Premiere von "Toy Story". Sowohl der Film als auch der Börsengang werden zu herausragenden Erfolgen und mal wieder hat Steve Jobs mit seiner Weitsicht Recht behalten. Nach fünf Jahren Erfolglosigkeit schreibt Pixar erstmalig schwarze Zahlen und steigt im Laufe der nächsten Jahre zum führenden Unternehmen für Animationsfilme auf.

Auch privat ändert sich nach seinem Weggang von Apple viel. 1986 engagiert er Detektive und beginnt mit der Suche nach seinen leiblichen Eltern. Als er seine Mutter gefunden hat, nimmt er rasch Kontakt zu ihr auf. So erfährt er auch von seiner jüngeren leiblichen Schwester Mona Simpson, einer Schriftstellerin in Manhattan. Er sagt zu dieser Suche:

Ich glaube, dass das Umfeld mehr Anteil an der Charakterbildung hat als Vererbung, aber man sollte sich trotzdem ein paar Fragen zu seinen biologischen Wurzeln stellen.

Mit Mona trifft sich Jobs in New York. *Er war total unkompliziert und liebevoll, ein ganz normaler und netter Typ,* erinnert sie sich.
Jobs erkennt einige Gemeinsamkeiten, so z.B. die Willensstärke, das Interesse an bildenden Künsten und die Feinfühligkeit.
Mona Simpson hat in der Zwischenzeit ihren Vater ausfindig gemacht. Steve will ihn aber nicht kennenlernen, da er seine Schwester schlecht behandelt hat. Er hat seine Familie, als Mona fünf Jahre alt ist, verlassen und hat nie mehr was von sich hören lassen.

Auch die Beziehung zu seiner Tochter Lisa bessert sich ab 1986 deutlich. 1992 zieht sie dann sogar bei ihm ein. Die Beziehung bleibt aber sehr wechselhaft. Wechsel zwischen Hochgefühl und dem Gefühl des Verlasseneins sind normal. Auch Lisa ist launisch und in vielerlei Hinsicht gleicht sie ihrem Vater. Streits können so heftig sein, dass sie danach monatelang nicht mehr miteinander sprechen.
Jobs kann ausgelassen, dann wieder kalt oder überhaupt nicht vorhanden sein. *Lisa wusste nie, woran sie mit ihrer Beziehung war,* so Andy HERTZFELD.
Ihm fehlt einfach vollständig die Fähigkeit zu Empathie, wahrscheinlich aufgrund einer narzisstischen Persönlichkeitsstörung.
Hier sei auch nochmal an das Ereignis erinnert, als Steve sieben Jahre alt ist und von seinen Adoptiveltern erfährt, dass er ausgewählt sei.
Auf dem Boden einer schweren carcinosinischen Thematik, einer Ich-zentrierten Psora reagiert sich dann das tuberkulinisch-syphilinische Ich ab. Jobs kann nur sich selbst und alles, was er schaffen wird, lieben. Als 23jähriger lehnt er Lisa ab und hasst später das Apple-Lisa Projekt. Seine Beziehung zu Chrisann Brennan ist äußerst wechselhaft und sprunghaft. Auch seine Beziehung zu Joan Baez, die 12 Jahre älter ist, ist eher intelektueller Natur.
Erst 1985 lernt er in Tina Redse eine Frau kennen, in die er sich richtig verlieben kann, der er auch einen Heiratsantrag macht und der gottsei-

dank von ihr abgelehnt wird. Oftmals wird von einer Art mystischer Beziehung gesprochen. Beide trennen aber grundlegende Unterschiede z.b. in philosophischen Fragen. So vertritt Redse die Meinung, dass Ästhetik ein rein individuelles Thema sei, Jobs geht aber von universeller Ästhetik aus.

Immer wenn das Paar längere Zeit zusammen ist, kommt es aufgrund von Jobs Narzissmus zu erheblichen Spannungen, so dass sie sich letztendlich 1989 in Einvernehmen trennen.

1989 lernt er dann seine Lebensfrau Laurene Powell kennen, die rein äußerlich Ähnlichkeiten zu Tina Redse aufweist. Vielleicht hat Laurene nicht die mystischen, spirituellen Eigenschaften, aber sie gibt ihm deutlich Halt und Sicherheit. Viele der Frauen, mit denen er zusammen ist, sind ähnlich wie er selbst emotional instabil, Laurene aber nicht. Sie weiß was sie will, kann mit Jobs Stimmungswechseln umgehen. Außerdem gibt es viele Gemeinsamkeiten.

1990 wird sie schwanger, im März 1991 heiraten sie. Aber auch ihre Beziehung ist von ständigen Aufs und Abs gekennzeichnet. *Steve schwankte immer zwischen einer intensiven Haltung, in dem sie der Mittelpunkt des Universums war, und einer kalten, abweisenden und auf die Arbeit konzentrierten Haltung,* so Kat SMITH, eine Freundin von Powell.

Trotz seines emotional unruhigen, reizbaren Charakters soll sich die Ehe als dauerhaft erweisen. Sie zeichnet sich durch Treue und Loyalität aus. Laurene Powell ist sozusagen der Fels in der Jobsbrandung.

1	Gemüt - Stimmung, Laune - wechselnd, wechselhaft	133
2	Gemüt - Sentimental, schwärmerisch, rührselig	89
3	Gemüt - Stimmung, Laune - abweisend, zurückweisend	55
4	Gemüt - Stimmung, Laune - angenehm	26
5	Gemüt - Eigensinnig, starrköpfig, dickköpfig	155
6	Gemüt - Stimmung, Laune - veränderlich	233
7	Gemüt - Ichbezogenheit, Selbstüberhebung	55
8	Gemüt - Unentschlossenheit, Schwierigkeit, Entscheidungen zu treffen	232
9	Gemüt - Launenhaftigkeit, launisch	153
10	Gemüt - Unbeständigkeit	99
11	Gemüt - Ruhelosigkeit	699

	ign.	puls.	lyc.	plat.	sulph.	phos.	aur.
	10/23	10/21	10/19	10/18	10/18	10/15	10/13
1	3	2	3	3	2	2	1
2	3	2	1	1	2	2	2
3	1	3	1		1	1	1
4	1	1		1		1	
5	2	1	2	1	2	1	1
6	3	3	3	2	1	2	2
7			2	3	2	1	1
8	3	2	2	1	2	2	1
9	2	2	1	3	2	2	1
10	3	2	1	1	1		1
11	2	3	3	2	3	1	2

Diese Repertorisation zeigt die bekannten Probleme des Repertoriums: vier verschiedene "*Gemüt - Stimmung, Laune*" - Rubriken. Und noch die Rubrik "*Gemüt - Launenhaft, Launisch*". Mir fällt es schwer, zwischen "*Stimmung - veränderlich*" und "*Stimmung - wechselnd*" zu unterscheiden. Und handelt es sich bei "launisch" nicht um veränderliche, wechselnde Stimmungen?

Also, wie soll hier richtig repertorisiert werden? Sollen alle Rubriken, wie hier geschehen, oder nur die Rubrik Gemüt-Launenhaftigkeit, Launisch aufgenommen werden?

Übrigens erscheint in dieser Repertorisation Mercurius an 15. Stelle, mit neun Symptomüberschneidungen.

Ich habe in diese Auswertung nun doch die Rubrik "*Gemüt - Sentimental...*" aufgenommen, da in seinen Biografien mehrfach von dem Romantiker Steve Jobs die Rede ist.

Die Rubrik "*Gemüt - Unentschlossenheit, Schwierigkeit, Entscheidungen zu treffen*" bezieht sich auf die Schwierigkeiten, die er hatte, sich häuslich einzurichten.

Wenn man sich obige Repertorisation genauer anschaut und die vorherigen Zwischenrepertorisationen nicht aus dem Auge lässt, so kommen eigentlich nur Platinum, Nux vomica, Mercurius und vielleicht noch Lachesis in Betracht. Vielleicht auch noch Lycopodium. Bis auf Lycopodium sind das alles Mittel, die von Mercurius zu differenzieren sind, weil sie sehr in der Nähe liegen.

Zusammenfassend kann an dieser Stelle gesagt werden, dass Jobs in privater Hinsicht auf dem besten Wege ist. Beruflich hat er mit NeXT zwar keinen Erfolg, aber dennoch wird seine Firma von Apple Ende 1996 übernommen und damit dem Konkurrenten Be vorgezogen. Außerdem ist er CEO von Pixar und mit dieser Firma durchaus erfolgreich.
Insgesamt kann er viele Dinge in den 12 Jahren der Abwesenheit von Apple lernen. Einerseits die Misserfolge von NeXT, andererseits die Erfolge bei Pixar, die Erkenntnis, nicht nur ungestüm und übermütig in Entscheidungsprozesse zu gehen. Auch seine Familie und insbesondere seine Frau Laurene stützen sein Leben. Alles ist sicherer geworden, er selbst ist reifer, hat aus vergangenen Fehlern gelernt.
Und so kann er gestärkt und selbstsicher als Erneuerer zu Apple Computer 1997 zurückkehren.
Nachdem Apple Ende 1996 NeXT Computer gekauft hat, war die Rolle von Jobs zunächst nicht klar. Obwohl er den CEO Gil Amelio für einen „Volltrottel" hält, versucht er charismatisch-freundschaftlich, ihm zu gefallen. Das geht so weit, dass sowohl Amelio als auch seine Frau nach einem gemeinsamen Abendessen total von den Jobs angezogen sind. Jobs hat das Vermögen, wie ein Magier ein „auratisches, mystisch-magisches Feld" aufzubauen, in dem seine Mitspieler gefangen sind.
Selbst nachdem Amelio vom Appleboard die Entlassung bekannt gegeben wird, schmeichelt sich Jobs noch immer bei ihm ein. Aber, wie gesagt, er hält ihn für einen Idioten, den schlechtesten CEO aller Apple-Zeiten und trotzdem verhält er sich ihm freundlich gegenüber. Zu diesem Verhalten wäre er 1985 nicht fähig gewesen.
Die Rubriken „Gemüt-diplomatisch", aber auch „Gemüt-Lügner" fallen spontan ein.

1	Gemüt - Lügner	32
2	Gemüt - Diplomatisch	2
3	Gemüt - Zurückhaltend, reserviert	135
4	Gemüt - Sachlich, vernünftig	16
5	Gemüt - Zuversichtlich	48

	plat.	lyc.	nat-m.	alum.	tritic-vg.	verat.	merc.	kola
	4/5	4/4	3/4	3/4	3/4	3/4	3/3	2/4
1	1	1	1	-	-	2	1	2
2	-	1	-	-	-	-	-	-
3	2	1	3	1	1	1	1	-
4	1	-	1	1	2	-	1	-
5	1	1	-	2	1	1	-	2

Die Rubriken "*Gemüt - zurückhaltend*" und "*Gemüt - sachlich, vernünftig*" zeigen die Änderungen in seiner Persönlichkeit. Er ist sicher zuversichtlich, aber eben auch etwas vorsichtig, hat halt, wie oben schon gesagt, aus seinen früheren Fehlern gelernt.

ISAACSON schreibt:
Jobs konnte Leute nach Belieben verführen und bezaubern, und es machte ihm Spaß. Leute wie Amelio und Sculley wiegten sich in dem Glauben, dass die Tatsache, dass Jobs sie umschmeichelte, gleichbedeutend damit sei, dass er sie mochte und respektierte. Diesem Eindruck leistete er manchmal sogar den Vorschub, indem er jede Menge heuchlerische Schmeicheleien für diejenigen vom Stapel ließ, die danach lechzten. Für Jobs war es genauso einfach, zu Leuten nett zu sein, die er hasste, wie Leute zu beleidigen, die er gern hatte.

Jobs kann also ganz bewusst täuschen und Lügen erzählen. Er führt andere Menschen an der Nase herum. Und im Allgemeinen schenkt er Regeln und Gesetzen keine Beachtung. Die Rubrik „*Gemüt- Beachtung; schenkt allgemeinen Regeln keine*", enthält Mercurius.
Hier haben wir den von BAILEY beschriebenen merkurialischen Trickster und Narren.
Noch ein Zitat von ihm:

Plötzlich erkannte ich, dass mir Apple absolut nicht egal war – ich hatte es gegründet und es hatte seinen berechtigten Platz in der Welt. Ich beschloss also, vorübergehend zurückzukehren und bei der Suche nach einem CEO zu helfen.

Nach einem CEO zu suchen, obwohl doch eigentlich nur er selbst in Frage kam? Unter welchem CEO könnte er arbeiten, bzw. welcher CEO könnte unter Jobs arbeiten?
Auch fragt er sich, ob zwei Posten als CEO (Pixar und Apple) überhaupt möglich sind.

Möchte ich das angenehme Leben, das ich führe, aufgeben?

Meint er damit sein Privatleben? Sein Leben gilt fast ausschließlich seiner Arbeit. Seinen zwei Töchtern gegenüber ist er distanziert, mit Lisa ist er mal wieder zerstritten und Laurene gegenüber ist er oft schnell beleidigt.
Also, was ist eigentlich genau der Grund, den Posten des CEO noch nicht anzunehmen?
Erst nachdem er mehr als zwei Jahre als iCEO (Interim-CEO) gearbeitet hat und sich seine Zukunftvision bezüglich Apple als multimediale Firma zu verwirklichen scheint, übernimmt er den CEO-Posten.
Doch vorher räumt er gründlich auf: er entlässt mehr als 3000 Mitarbeiter, entlässt bis auf zwei Personen das Appleboard, löscht beinahe das gesamte Produktportfolio, findet neue Investoren (so auch Bill Gates mit Microsoft) und revolutioniert mal wieder die Computerindustrie mit Einführung des iMac.
Vieles an diesem Computer ist vergleichbar mit der Präsentation des Ur-Macintosh 1984.

Du musst die Firma neu erfinden, etwas ganz Anderes machen, wie zum Beispiel Produkte oder Geräte für Endkunden. Du musst dich wie ein Schmetterling einer Metamorphose unterziehen."
Mike MARKKULA

Im August 1997 bei der Macworld in Boston (Jobs war noch nicht iCEO) stellt er dann seine Zukunftsvision dar:

Wir werden anders denken und für die Leute da sein, die unsere Produkte von Anfang an gekauft haben. Viele glauben ja, dass sie verrückt sind, aber wir erkennen das Genie in dieser Verrücktheit.

Diese Worte erinnern sehr stark an die "Think different"- Kampagne 1997. Hier noch einmal der Text auf Deutsch in einer anderen Übersetzung als oben mit nachfolgender Repertorisation. Bewusst habe ich den Text als eine Art Prolog gewählt, weil er im Grunde eins zu eins auf Steve Jobs übertragbar ist und sehr viele Anteile seiner Persönlichkeit dort wiederzufinden sind.

Ein Hoch auf die Verrückten. Auf die Nonkonformisten. Die Rebellen. Die Unruhestifter. Die Unangepassten. Die Querdenker. Sie halten nichts von ehernen Gesetzen. Sie sind nicht gewillt, den Status quo zu respektieren. Man kann sie zitieren, ihnen widersprechen, sie verherrlichen oder verteufeln. Nur ignorieren kann man sie nicht. Weil sie die Welt verändern. Sie treiben die Menschheit an. Auch wenn manche sie für verrückt halten, sehen wir die Genialität. Denn die Menschen, die verrückt genug sind zu denken, sie würden die Welt verändern, sind diejenigen, die es tun werden.
(deutsch von den Übersetzern der ISAACSON-Biografie)

Bei der Präsentation dieses Textes werden dann Schwarz-Weiß-Fotografien von berühmten Persönlichkeiten wie Einstein, Gandhi, Dylan, Edison, Ansel Adams, Picasso und anderen gezeigt.
Und Steve Jobs? Einer von ihnen? Heute wissen wir: ja!
Nun aber zur Repertorisation des "Think-Different"-Textes:

1	Gemüt - Rebellisch	4
2	Gemüt - Beachtung; schenkt allgemeinen Regeln keine	14
3	Gemüt - Widerspruch - Neigung zu widersprechen	77
4	Gemüt - Eigensinnig, starrköpfig, dickköpfig	155
5	Gemüt - Revolutionär	4
6	Gemüt - Verwegenheit	50
7	Gemüt - Mutig	52
8	Gemüt - Widerspenstig	93
9	Gemüt - Veränderungen - Verlangen nach	23
10	Gemüt - Protestiert, erhebt Einspruch	7
11	Gemüt - Kämpfen, möchte	34
12	Gemüt - Herausfordernd	41
13	Gemüt - Anarchist	8
14	Gemüt - Idealist	8

	merc.	caust.	sep.	tub.	dulc.	ign.	bell.	sulph.	hep.
	12/16	11/24	9/10	8/11	7/18	7/13	7/10	7/9	6/12
1	-	3	-	-	-	-	-	-	-
2	1	2	2	-	-	-	-	1	-
3	2	3	1	1	2	1	1	1	3
4	1	2	1	2	2	2	3	2	2
5	1	1	-	-	-	-	-	-	-
6	1	1	1	2	-	3	1	1	1
7	1	-	-	2	2	2	2	1	-
8	3	2	1	1	3	1	1	2	4
9	1	-	1	1	3	-	-	-	1
10	1	2	1	-	-	-	-	-	-
11	1	-	-	1	3	-	1	-	-
12	1	3	1	1	3	2	1	1	1
13	2	2	1	-	-	-	-	-	-
14	-	3	-	-	-	2	-	-	-

"Verrückt" meint im Text eher "eigensinnig", vielleicht auch "widerspenstig", anders zu sein, herauszufordern, Rebell, Revolutionär oder Anarchist zu sein. Zu kämpfen, geistig, nicht körperlich. Das Repertorium macht da keinen Unterschied.

Die wichtigste Rubrik scheint mir mal wieder, dass man unangepasst ist und gültigen Regeln keine Beachtung zeigt.

Das alles macht das Genie aus – und das Genie dahinter ist Steve Jobs selbst.

Ich fühlte intuitiv, dass ich die einmalige Gelegenheit bekommen würde, für ein Genie zu arbeiten, wenn ich zu Apple ging.

Tim COOK, der derzeitige CEO bei Apple.

Dass Causticum an zweiter Stelle in dieser Repertorisation erscheint, finde ich spannend und auch nachvollziehbar. Doch den ausgeprägten Sinn für soziale Gerechtigkeit von Causticum hat Mercurius nicht so, und Jobs auch nicht.

Trotzdem muss Causticum in die Liste der differentialdiagnostischen Mittel mit aufgenommen werden (Nux vomica, Veratrum album, Lachesis, Causticum und vielleicht Platin).
Die Umstrukturierung hinterlässt auch körperliche Spuren bei Jobs:

> *Es war hart, wirklich hart, die schlimmste Zeit meines Lebens. Ich hatte eine junge Familie. Ich hatte Pixar. Ich ging um sieben Uhr morgens zu Arbeit und kam um neun Uhr abends wieder nach Hause, wenn die Kinder schon im Bett waren. Und ich konnte nicht reden, ich konnte buchstäblich nicht reden, weil ich so erschöpft war. Ich konnte nicht mit Laurene reden [...] Das hätte mich damals fast umgebracht [...] und ich bekam plötzlich Nierensteine.*

Die Rubrik "*Niere - Nierensteine*" enthält Mercurius nicht. Lycopodium dreiwertig.
"*Allgemeines - Müdigkeit*" sowie "*Gemüt - Erschöpfung*" sind sehr große Rubriken und enthalten natürlich Mercurius.

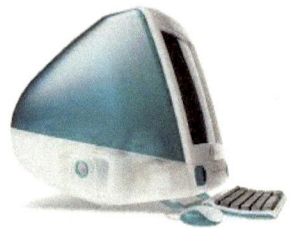

Als dann 1998 der erste iMac eingeführt wird, ist Steve Jobs derart stolz darauf, dass er sogar Mike Markkula, der ihn 1985 mit entlassen hatte, nach Cupertino einlädt, um ihm eine Vorabvorführung zu geben. Markkula ist sehr beeindruckt.
Bei der Keynote am vierten Mai 1998 sind Steve Wozniak, Mike Scott und Mike Markkula in der ersten Reihe und Jobs zeigt sich trotz aller vergangenen Differenzen dankbar.
Die Vorstellung des iMac ist ein großer Erfolg und gleichzeitig Beginn einer neuen Ära bei Apple, Anfang des sogenannten digitalen Hubs, dem nachfolgend der iPod, das iPhone, das iPad und die AppleWatch folgen sollen.
Eine weitere wichtige Person im Leben von Jobs wurde vor Einführung des iMac Jonathan Ive:

> *Simplicity is the Ultimate Sophistication.*
> *Einfachheit heißt, sich durch die Tiefen der Komplexität hindurchzuarbeiten,*

Man muss das Wesen eines Produkts ganz und gar verstehen,
damit man dazu in der Lage ist, die nicht wesentlichen Teile los-
zuwerden.

Das sind Worte, die von Ive gesagt werden, gleichzeitig aber auch aus dem
Munde von Jobs hätten stammen können. Hier sprechen Seelenbrüder.
Andersherum sagt Jobs (was auch von Ive hätte stammen können):

Design ist die Seele, die jedem von Menschen geschaffenen Werk
zugrunde liegt und die letztendlich in aufeinanderfolgenden
Schichten zum Ausdruck kommt.

Kunst und Technologie: nun kann alles miteinander vereint werden. Jobs
wird im Jahr 2000 CEO und hat ein Team gefolgsamer, hoch inspirierter
Mitarbeiter um sich geschart, um die Welt zu verändern.
Und er wird die Welt ändern (zumindest die digitale). Der iMac ist der
Anfang, es folgt das iBook, der Power Mac und schließlich der G4 Cube
(wieder so ein hoch- bzw. überdesignter Würfel, der allerdings ebenfalls
relativ erfolglos ist).
Viel wichtiger ist aber, dass Steve Jobs und damit Apple das gewohnte
Terrain der Computerhard- und software erweitert. Jobs erkennt im Jahr
2000, dass über die Entwicklung von Computerprogrammen die Musik-
und später auch Filmbranche mit ins Boot gezogen werden können.
Nachdem zunächst iTunes als Musiksoftware entwickelt wird, kann wenig
später mir dem iPod der nächst Siegeszug eingeleitet werden.

ISAACSON: *Jobs befand sich immer an der Schnittschnelle von*
Kultur und Technik. Er liebte Musik, Bilder und Filme. Und er
liebte Computer.

1	Gemüt - Computer - liebt	8
2	Gemüt - Musik - Verlangen nach	31
3	Gemüt - Musik - amel.	42
4	Gemüt - Kunst - Talent zur	16

	carc.	bufo	tarent.	aur.	dulc.	ruta	sil.	sul-ac.	tub.
	3/5	3/3	2/6	2/4	2/3	2/3	2/3	2/3	2/3
1	-	1	-	-	-	-	2	2	-

	carc.	bufo	tarent.	aur.	dulc.	ruta	sil.	sul-ac.	tub.
	3/5	3/3	2/6	2/4	2/3	2/3	2/3	2/3	2/3
2	3	1	3	1	2	1	-	-	-
3	1	1	3	3	1	2	-	1	1
4	1	-	-	-	-	-	1	-	2

Carcinosinum! Mercurius aber immerhin mit zwei Symptomüberschneidungen. Leider bietet das Synthesis Repertorium nicht mehr Rubriken. Ob er wirklich ein Talent zur Kunst hat, ist nicht klar. Er hat selbstverständlich den Blick, das Auge und das Gespür für Kunst und für Ästhetik, aber Talent?

Bei der Verwirklichung seiner nächsten Produkte kommt ihm sein ausgeprägter Perfektionismus und sein Gespür für Einfachheit zu Gute. Außerdem ist seine Waghalsigkeit für die Innovation neuer Produkte von großer Wichtigkeit Visionen zu haben und umzusetzten. *Alles auf Haus und Hof zu setzen*, ist einer seiner Lieblingssprüche.

1	Gemüt - Computer - liebt	8
2	Gemüt - Musik - Verlangen nach	31
3	Gemüt - Musik - amel.	42
4	Gemüt - Kunst - Talent zur	16
5	Gemüt - Gewissenhaft, peinlich genau in bezug auf Kleinigkeiten	115
6	Gemüt - Mutig	52
7	Gemüt - Gedanken - zwingend, nötigen ihn, etwas zu tun	45

	carc.	staph.	sulph.	tub.	merc.	ign.	sil.	aur.	dulc.
	6/8	5/8	5/7	5/7	5/5	4/8	4/7	4/6	4/6
1	-	-	1	-	1	-	2	-	-
2	3	1	-	-	-	1	-	1	2
3	1	-	-	1	1	-	-	3	1
4	1	1	1	2	-	-	1	-	-

	carc.	staph.	sulph.	tub.	merc.	ign.	sil.	aur.	dulc.
	6/8	5/8	5/7	5/7	5/5	4/8	4/7	4/6	4/6
5	1	3	3	1	1	3	3	1	1
6	1	1	1	2	1	2	-	-	2
7	1	2	1	1	1	2	1	1	-

Nun kommt Mercurius weiter nach vorne, und wäre, wenn "*Gemüt -
Kunst-Talent zur*" weggelassen würde, an zweiter Stelle.

Die Eigenschaften obiger Repertorisation sind für die Entwicklung des
iPods und der nachfolgenden Produkte von besonderer Wichtigkeit.
Ive über den iPod:

> *Er hatte etwas sehr Bedeuten-
> des und wirkte gar nicht wie
> ein Wegwerfprodukt. Anderer-
> seits hatte er auch etwas sehr
> Ruhiges und Zurückhaltendes,
> er sprang einem nicht ins Ge-
> sicht. Er war zurückhaltend,
> aber auch verrückt, vor allem
> mit diesen fließenden Kopfhö-
> rern. Deswegen mag ich Weiß
> so sehr. Weiß ist nicht nur
> neutral. Es ist auch rein und
> ruhig. Hervorstechend und auf-
> fällig-und zugleich ganz unauf-
> dringlich.*

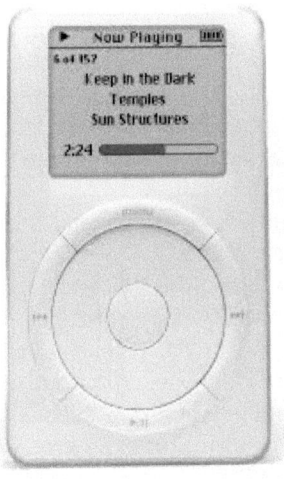

Dieses reine Weiß war die Farbe ganz vieler weiterer Produkte. "*Gemüt-
Farben - Weiß, Verlangen nach*" enthält Medorrhinum, Nux vomica,
Phosphorus, Lachesis und einige andere Mittel.

Nachdem der iPod erschienen ist, folgt als nächstes der iTunes Store, in
dem Musik (und später auch Filme) online geladen werden können. Jobs
will ein eindeutiges Zeichen gegen Piraterie und illegale Musikdownloads
setzen.

"*Gemüt - ehrlich*" wäre hier eine mögliche Rubrik. Aber auch "*Gemüt - Ungerechtigkeit; erträgt keine*".
Der iPod wird zum erfolgreichsten mobilen Musikplayer aller Zeiten, erfolgreicher als seinerzeit Sonys Walkman.

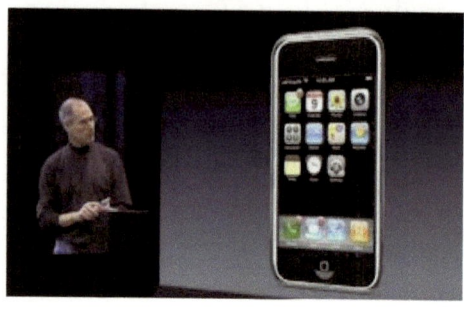

Noch erfolgreicher und damit das bisher erfolgreichste Produkt in der Apple-Geschichte wird dann 2007 das iPhone. In ihm sollten sich drei revolutionäre Produkte in einem finden, ein iPod, ein Multitouch-Telefon und ein Internetabspielgerät. Einfachheit, Schlichtheit, ein überaus schönes Design, intuitive Bedienbarkeit ohne Gerätehandbuch sollen die Benutzung zum Erlebnis machen. In der Blogger-Szene wurde schnell vom „Jesus-Phone" gesprochen, so wie Jobs einige Jahre zuvor schon als „podfather" bezeichnet wird.

Wir sind der Zeit um fünf Jahre voraus, wiederholt Jobs mit überschwänglichem Hochmut. Und im Gegensatz zum NeXT Cube soll er hier recht behalten.

Das iPhone wird zum erfolgreichsten und meistverkauften Smartphone aller Zeiten.

Nachdem Jobs also zunächst den Musikmarkt, und nun auch den Handymarkt erobert hat, gilt es, als nächstes den Tablet-Markt umzukrempeln. Und das geschieht mit der Einführung des iPad 2010.

Auch hier wiederholt sich die Geschichte wie beim iPod und beim iPhone. 2011 ist Apple das teuerste Unternehmen der Welt.

Jobs bleibt bei allen Produkten seinen Prämissen immer treu. Kunst (Design) und Technologie in einem Gerät, verknüpft mit einer selbstverständlichen Bedienbarkeit.

Physische Krankheiten

Über körperliche Erkrankungen vor 2004 ist nur recht wenig bekannt. 1997, also in der Zeit kurz nach seiner Rückkehr erkrankt er an Nephrolithiasis, wie er selbst glaubt als Folge der übermäßigen Berufsbelastung. Jobs meint, dass diese chronische Überlastung sein Immunsystem so sehr geschwächt hat, dass sieben Jahre später der bekannte Pankreatumor entstehen kann.

Es handelt sich dabei um einen neuroendokrinen Inselzelltumor, einen Tumor, der in über 90 % der Fälle benigne verläuft. Die maligne Form metastasiert überwiegend in die Leber, so wie bei Jobs.

Als Ende 2003 die Pankreasveränderung in einer Computertomografie zufällig (Jobs hatte mal wieder Nierensteine und sich in Betreuung einer Urologin begeben) entdeckt wird, zögert er aus Angst „aufgeschnitten zu werden" mit der angeratenen Operation und begibt sich zunächst in naturheilkundliche Behandlung. Konkret heißt das, vegane Diät mit viel Möhren und Obstsäften. Akupunktur, Kräutertherapien, Hydrotherapie. Auch in Behandlung eines Hellsehers begibt er sich. Ob auch eine homöopathische Behandlung erfolgt ist, ist nicht bekannt.

Bezüglich der empfohlenen Operation widersetzt er sich widerspenstig seiner Frau, seinen Freunden und den behandelnden Ärzten. Niemand kann ihn auch nur annähernd erreichen. In der Vergangenheit hat Jobs sehr häufig von seinem „magischen Denken" profitiert und so dachte er auch hier, dass sein Tumor heilbar sein müsse.

Ich bin mir nicht sicher, ob es sich bei Jobs konkret um eine Operationsangst handelt.

Ich wollte wirklich nicht, dass sie mich aufschneiden, und habe erst mal ein paar andere Sachen ausprobiert,
erzählte Jobs seinem Biografen.

Es geht also ums Aufschneiden, um die Eröffnung des Körpers. Es ist somit nicht sicher gesagt, ob es sich dabei um Operationsangst im Allgemeinen handelt. Möglicherweise, und auch das ist spekulativ, handelt es sich indirekt um eine Furcht vor Messern, oder um die Angst, von einem Messer aufgeschnitten zu werden.

Beide Gemütsrubriken sind bedauerlicherweise ungenau. Trotzdem möchte ich sie in die Repertorisation mit aufnehmen, da aus der Kombination beider Furchtsymptome die Angst, „aufgeschnitten zu werden" besser beschrieben ist. Aufgeschnitten werden kann man eigentlich nur mit einem Messer.

Sein abwartendes Verhalten und sein Vertrauen in naturheilkundliche bzw. alternative Heilmethoden kann nur mit seinem Misstrauen, seiner Widerspenstigkeit und seiner Starrköpfigkeit erklärt werden.

Er hat die Fähigkeit, alles zu ignorieren, was er nicht sehen will.
[...] Er ist einfach so.
Laurene Powell-Jobs, nach ISAACSON

Ob es sich um seine Ehe oder seine Familie handelte, um ge-
schäftliche oder technische Fragen oder eben um seine Gesund-
heit und seine Krebserkrankung, Jobs war einfach manchmal
nicht zu erreichen.
ISAACSON

Aber kann man nicht auch Steve Jobs abwartendes Verhalten entgegen
der allgemeinen Meinung nachvollziehen?
Beim neuroendokrinen Inselzellcarcinom handelt es sich um eine äußerst
seltene Erkrankung (ungefähr 1000 Neuerkrankungen pro Jahr in den
USA). Es gibt keine sicheren statistischen Angaben zum Erfolg der vorge-
schlagenen Therapien und Jobs weiß das. Insofern gibt es durchaus
Gründe für seine Unentschlossenheit.

Ich begreife nicht, wie manche Autoren ihn einerseits als einen
hartgesottenen Geschäftsmann porträtieren können, der voll-
kommne materialistisch eingestellt war, ohne seine spirituelle
Seite auch nur zu erwähnen. Wenn es dann aber um Krebs geht,
behaupten sie plötzlich, er habe diesen verrückten spirituellen
Glauben gehabt, sozusagen messianische Kräfte zu besitzen und
sich selbst heilen zu können.
Larry BRILLIANT, Arzt, Epidemiologe und Freund von Jobs.

Jobs betreibt sozusagen akribische private Krebsforschung mit der ihm
eigenen Neugier, ist also der Schulmedizin gegenüber durchaus aufge-
schlossen. Er führt sogar eine Telefonkonferenz mit sechs der besten On-
kologen der Vereinigten Staaten bezüglich seiner Erkrankung durch, um
die richtige Entscheidung treffen zu können.
Möglicherweise wäre hier wieder einmal auf die Rubrik *"Gemüt - Unent-*
schlossenheit, Schwierigkeit, Entscheidungen zu treffen" zurückzugreifen.
Wichtig ist auch, dass er sich nahezu täglich mit seiner Erkrankung be-
schäftigt. Das Gefühl für die Gefahr der Krankheit ist nicht so richtig da,
oder es wird verdrängt, wahrscheinlich aber nicht aus Angst, sondern
wegen der Schwierigkeit, das <u>Richtige</u> zu tun.
Dass er die Operation fast zehn Monate herauszögert, hat er später als
Lebensfehler bezeichnet.

Nun aber zur Repertorisation der bekannten Krankheitssymptome und
der damit verbundenen Gemütslage.

1	Gemüt - Argwöhnisch, mißtrauisch	146
2	Abdomen - Pankreas; Beschwerden des	25
3	Abdomen - Krebs - Pankreas	5
4	Nieren - Nierensteine	87
5	Gemüt - Furcht - Messern; vor	17
6	Gemüt - Furcht - Operation, vor jeder	15
7	Gemüt - Widerspenstig	93
8	Gemüt - Eigensinnig, starrköpfig, dickköpfig	155
9	Gemüt - Unentschlossenheit, Schwierigkeit, Entscheidungen zu treffen	232
10	Gemüt - Neugierig	39
11	Gemüt - Angst - Gesundheit; um die - eigene Gesundheit; um die	85
12	Gemüt - Gedanken - Krankheit; an die	16
13	Gemüt - Gefahr - kein Gefühl für Gefahr; hat	10
14	Gemüt - Gewissenhaft, peinlich genau in bezug auf Kleinigkeiten	115

	phos.	merc.	ars.	sulph.	calc.	nux-v.	sep.	lyc.
	11/17	10/14	9/20	9/16	9/15	9/15	9/15	8/18
1	2	2	3	3	1	2	2	4
2	2	1	1	-	-	1	-	-
3	-	-	-	-	-	-	-	-
4	2	-	-	1	3	1	2	3
5	-	1	1	-	-	1	-	-
6	1	-	-	-	1	-	-	-
7	1	3	2	2	1	2	1	1
8	1	1	2	2	3	3	1	2
9	2	2	2	2	2	2	2	2

	phos.	merc.	ars.	sulph.	calc.	nux-v.	sep.	lyc.
	11/17	10/14	9/20	9/16	9/15	9/15	9/15	8/18
10	1	-	-	1	1	-	1	1
11	3	1	3	1	2	1	2	2
12	1	1	2	1	-	-	1	-
13	-	1	-	-	-	-	-	-
14	1	1	4	3	1	2	3	3

Phosphorus, Mercurius, Arsenicum album, Sulphur und Nux vomica.
Das Phosporus hier ganz am Anfang steht, erscheint absolut klar. Für mich wäre Phoshor das tuberkulinische, mineralische Vergleichsmittel zu Mercurius, so wie Nux vomica der tuberkulinische und Veratrum album der syphilinische Pflanzenvergleich wären.

Meines Erachtens ist zur richtigen Arzneimittelfindung hier das Erkennen des Miasmas von größter Wichtigkeit.
Und wie oben schon mehrfach erläutert, ist Mercurius eindeutig syphilinisch.

Neben den Krankeitssymptomen habe ich auch noch eine Repertorisation der Lebensmittel- und Essgewohnheiten durchgeführt. Wie bekannt, hat sich Steve Jobs überwiegend vegetarisch, eigentlich weitestgehend vegan, ernährt. Und seine Überzeugung, dass vegane Ernährung die richtige sei, beginnt schon sehr früh, in einer Zeit, als er noch mit psychotropen Drogen und Zen-Erfahrungen experimentiert. Also in seiner tuberkulinischen Zeit. Trinkt er in dieser Phase noch Alkohol, soll er diesem bald abschwören und wird zum überzeugten Antialkoholiker.
Dass er seine Firma Apple nennt, hat letztendlich auch mit seiner Arbeit auf einer Apfelplantage und seiner Liebe zu Äpfeln zu tun. Es gibt Tage, wo er sich ausschließlich von Äpfeln ernährt. Und der Name Macintosh wird ja auch von der Apfelsorte McIntosh abgeleitet. Es gibt auch langanhaltende Rohkost-Phasen, in denen er keine warmen Speisen zu sich nimmt.
Auch gibt es des öfteren Tage und Wochen, wo er asketisch komplett aufs Essen verzichtet und nur Wasser trinkt.
Bekannt ist auch seine Liebe zu Sushi, leider nur nicht im Repertorium zu finden. Ganz selten bricht er seine Überzeugung zu veganem Essen, so wie in einem Sushi-Restaurant in Japan, wo er Aal isst.

138

Zusammengefasst muss sein Ernährungsverhalten über die Jahre jedenfalls als ziemlich extrem bezeichnet werden.

1	Allgemeines - Speisen und Getränke - Alkohol - Abneigung	63
2	Allgemeines - Speisen und Getränke - Fleisch - Abneigung	227
3	Allgemeines - Speisen und Getränke - Milch - Abneigung	128
4	Allgemeines - Speisen und Getränke - Käse - Abneigung	39
5	Allgemeines - Speisen und Getränke - Äpfel - Verlangen	29
6	Allgemeines - Speisen und Getränke - alle Speisen und Getränke, jede Nahrung - Abneigung gegen	32
7	Allgemeines - Speisen und Getränke - Essen - Abneigung	226
8	Allgemeines - Speisen und Getränke - kalte Speisen - Verlangen	82
9	Allgemeines - Speisen und Getränke - Obst - Verlangen	128
10	Allgemeines - Speisen und Getränke - gekochte Speisen - Abneigung	33
11	Allgemeines - Speisen und Getränke - warme Speisen - Abneigung	49

	lyc.	sulph.	sil.	ign.	merc.	puls.	phos.	chin.
	10/14	10/13	9/16	9/14	9/11	8/17	8/14	8/13
1	1	1	1	1	1	1	1	1
2	2	3	3	2	2	3	2	3
3	1	2	2	2	1	2	2	1
4	1	1	2	1	1	-	-	1
5	-	1	-	-	-	-	-	-
6	1	1	-	-	1	2	-	-
7	1	1	1	2	2	2	1	3
8	2	1	2	2	1	3	3	1
9	1	1	1	1	-	1	1	1

	lyc.	sulph.	sil.	ign.	merc.	puls.	phos.	chin.
	10/14	10/13	9/16	9/14	9/11	8/17	8/14	8/13
10	2	1	2	1	1	-	1	-
11	2	-	2	2	1	3	3	2

Selbst in dieser Repertorisation lässt sich Mercurius an fünfter Stelle finden. Verbunden mit den Gemütssymptomen bestätigt das alles das Mittel.

Eine weitere auffällige Eigenschaft von Jobs ist, dass er immer hin und her gehen muss. Beim Spazierengehen seien seine Gedanken am klarsten, hier kann er seine besten Entscheidungen treffen.

1	Gemüt - Gehen - hin und her, geht	3
2	Gemüt - Gehen - Verlangen zu gehen	7
3	Allgemeines - Gehen - Verlangen zu gehen	45

	merc.	naja	ars.	aur.	dios.	iod.	op.	stront-c.
	2/2	2/2	1/2	1/2	1/2	1/2	1/2	1/2
1	1	-	-	-	-	-	-	-
2	-	1	-	-	-	-	-	-
3	1	1	2	2	2	2	2	2

Was der Unterschied zwischen "*Gemüt - Gehen...*" und "*Allgemeines - Gehen*" sein soll, mögen die Autoren des Synthesis Repertoriums erklären.

Ein weiteres wichtiges Symptom in seinem Leben, und das von Anfang an, ist seine Leidenschaft für Autos, insbesondere für deutsche Autos und für weiße PKWs.
Die Rubrik "*Gemüt - Autos - liebt*" enthält neben Mercurius nur zehn weitere Mittel, darunter viele tuberkulinische, wie Phosphor, Medorrhinum und Tuberkulinum.
Eine Auflistung aller Symptome, was über ein ganzes Leben schwierig ist, möchte ich hier nicht einfügen. Eine Gesamtrepertorisation mit über 60

(!) Symptomen wäre zu lang. Mercurius steht aber mit weitem Abstand an erster Stelle vor Lachesis, Sulphur und Veratrum album an vierter Stelle. Nux vomica und Lycopodium folgen. Phosphorus an neunter, Lycopodium an zehnter, sowie Causticum an vierzehnter Stelle. Die Gesamtrepertorisation kann im Anhang eingesehen werden. Die für mich wichtigste Zwischenrepertorisation in dieser Untersuchung ist die Think-Different-Analyse (Seite 128 ff).

Steve Jobs wird 2004 operiert, 2009 folgt dann bei fortgeschrittener Metastasierung der Leber, aber auch des Peritoneums, die Lebertransplantation, von der er sich nur sehr langsam erholt. Zu diesem Zeitpunkt ist den Ärzten natürlich klar, dass nur noch palliative Maßnahmen durchgeführt werden können. Trotzdem kann Steve Jobs 2010 noch sehr abgemagert das iPad vorstellen und er erlebt noch, wie sein Sohn Reed das schulische Abschlussexamen besteht. Am fünften Oktober 2011 stirbt Jobs zuhause. Seine letzten Worte sind, so seine Schwester Mona Simpson: *Oh wow..., Oh wow..., Oh wow.*

Im Folgenden möchte ich die Psychodynamik von Mercurius solubilis im Allgemeinen, aber natürlich auch am Fall Steve Jobs ausführlich erläutern.

Mercurius solubilis Hahnemanni

Quecksilber (Mercurius) ist ein chemisches Element mit dem Symbol Hg und der Ordnungszahl 80. Obwohl es eine abgeschlossene d-Schale besitzt, wird es häufig zu den Übergangsmetallen gezählt.
Im Periodensystem steht es in der 2. Nebengruppe, bzw. der 12. IUPAC-Gruppe, die auch Zinkgruppe genannt wird. Es ist das einzige Metall und neben Brom das einzige Element, das bei normalen Bedingungen flüssig ist. Aufgrund seiner hohen Oberflächenspannung benetzt Quecksilber seine inerte Unterlage nicht, sondern bildet wegen seiner starken Kohäsion linsenförmige Tropfen. Es ist wie jedes andere Metall elektrisch leitfähig.
Der Name leitet sich von (quick)lebendigem Silber her, lat. Argentum vivus. Bei Dioskurides wird vom Hydrargyrum, dem flüssigen Silber gesprochen.
Im Periodensystem steht es direkt neben Aurum (79) und Thallium (81). Die Ordnungszahl 78 gehört Platin.
Mercurius kommt in der Natur weitverbreitet vor, in der Regel in der mineralischen Form Cinnabarit, genannt Zinnober (HgS). Auch in Steinkohle wird es gefunden.
Das reine Metall wurde damals durch Verreiben mit Essig, oder durch Erhitzen von Cinnabarit über ein Sublimationsverfahren gewonnen.
Paracelsus benutzte Quecksilbersalze zu medizinischen Zwecken.
Ab dem 16. Jahrhundert wurde Quecksilber wirtschaftlich bedeutungsvoll, weil es zur Gewinnung von Silber aus Silbererzen über Amalgambildung benötigt wurde.
Quecksilber wurde in der Alchemie zum Veredeln von Metallen verwendet. So sollte z.B. durch Quecksilberzusatz auf Kupfer metallisches Silber entstehen. Auch bei dem Versuch der Herstellung von Gold wird Quecksilber immer wieder genannt.
In der Spagyrik nach Paracelsus gehört Mercurius neben Sulphur und Sal zu den wichtigen Mitteln zur Herstellung der Panazee, des universellen Heilmittels. Ähnlich dachten auch chinesische Alchemisten, sie waren sich sicher, dass sich im Zinnober der Hauptbestandteil für das Lebenselixier zur Erlangung von Unsterblichkeit befinde.
Mercurius wurde später zur Behandlung der Syphilis und der Lepra (meist in Form der sogenannten grauen Salbe) eingesetzt.
In der Homöopathie ist Mercurius solubilis von Samuel Hahnemann selbst eingeführt worden (bei Mercurius vivus handelt es sich wahrschein-

lich laut Kent bezüglich der Symptome um einen in der Wirkung sehr ähnlichen Stoff).

Insgesamt 42 Mercuriusverbindungen sind im Repertorium aufgelistet, die meisten davon wenig geprüft und wahrscheinlich der Ausgangssubstanz Mercurius solubilis sehr ähnlich.

Hahnemann schreibt in der dritten Auflage seiner allgemeinen Arzneimittellehre:

Es ward mir daher, weil die homöopathische Heilkunst alle Arzneisubstanzen verschmäht, die durch irgendeinen Zusatz fremde Nebenwirkungen erhalten, längst schon zur Aufgabe, das reine Quecksilbermetall in einen Zustand zu versetzen, daß es bloß seine wahren, reinen, eigenthümlichen Wirkungen auf den menschlichen Organism und zwar heilkräftiger äußern könne, als die übrigen bekannten Zubereitungen und salzigen Verbindungen desselben.

Was ein lang fortgesetztes, mechanisches Schütteln des laufenden Quecksilbers, oder wie in ältern Zeiten das Reiben desselben mit Krebssteinen oder Gummi-Schleimen nur sehr unvollkommen leistete, nämlich dessen Umänderung in ein, von fremden Säuren freies Halb-Oxyd, diess suchte ich schon in den Jahren 1787 und 1788 durch Niederschlag seiner im Kalten bereiteten Auflösung in Salpetersäure mittels ätzenden Ammoniums zu erreichen. Dieses an seiner Schwärze kennbare Quecksilber-Präparat ward, unter dem Namen mercurius solubilis Hahn (mercurius oxydulatus niger), zwar seiner weit mildern, hülfreichern, antisyphilitischen Wirkung wegen allen übrigen, mit Säuren verbundnen, bisher gebräuchlichen Quecksilber-Mitteln in fast allen Ländern vorgezogen, aber eine sorgfältigere Untersuchung zeigte mir, dass auch dieses noch nicht den höchsten Grad von Reinheit erlangt habe, sondern dass die dunkle Schwärze desselben mehr von einem Uebermasse des zum Niederschlage eines etwas übersauern Quecksilber-Salpeters erforderlichen, ätzenden Ammoniums herrühre – übersaurer Quecksilber-Salpeter aber gewöhnlich noch einige Kochsalz- und schwefelsaure Quecksilber-Salze (die auch in der kleinsten Menge eine angreifende Schärfe besitzen) zu enthalten pflege, welche durch die dunkle Farbe des schwarzen Oxyduls den Augen entzogen, mit letztern zugleich niederfallen und es einigermassen verunreinigen.

*Diess zu vermeiden, beschrieb ich im Vorworte zum Quecksilber
in der zweiten Ausgabe dieses ersten Theils der reinen Arzneimittellehre, im Jahre 1822 die Verfertigung des ganz reinen
Quecksilber-Niederschlags aus völlig von überschüssiger Säure
freiem Quecksilber-Salpeter durch Aetz-Ammonicum, welcher
nur dunkelgrau an Farbe ist – ein völlig reines Quecksilber-
Oxydul, wie das durch langwieriges Schütteln des laufenden
Quecksilbers entstehende Pulver, Aethiops perse genannt.*

Mercurius ist ein faszinierender Typ, schreibt BAILEY. Steve Jobs ist ein
faszinierender Typ. Seine erste große Biografie wurde schon 1989 von
Jeffrey S. YOUNG veröffentlicht. Wohlgemerkt war Jobs da erst 34 Jahre
alt. Es folgten weitere Biografien in den 90er und 2000er Jahren. In dem
Jahr vor seinem Tod hatte er in Walter ISAACSON seinen persönlichen
Biografen. Nur so konnte eine von ihm selbst autorisierte Biografie er-
scheinen. Nach seinem Tod erschien 2015 die nächste ausführliche Bio-
grafie von Brent SCHLENDER, im gleichen Jahr erschien die erste Comic-
Biografie von Jessica HARTLAND.
Des Weiteren wurden 2013 und 2015 gleich drei Filme zu Steve Jobs pro-
duziert. Alte Interviews wurden als Film veröffentlicht.
Man möge hier nur mal über ein anderes Genie, nämlich Albert Einstein,
nachdenken. Verzweifelt wird man nach Filmen suchen und keine finden.
Biografien gibt es einige, allerdings ist Einstein auch schon 1955 gestor-
ben.
Wenn man bei YouTube (Stand 2017) das Stichwort „Steve Jobs" eingibt,
erhält man 630 Millionen Einträge (2019: 634 Millionen). Bill Gates
schafft es auf 590 Millionen (2019: 309 Millionen). Barack Obama kommt
auf 570 Millionen (2019: 174 Millionen). Albert Einstein schafft es immerhin auf 190 Millionen Einträge (2019: 146 Millionen). Zu Donald
Trump möchte ich schweigen und keine Zahlen nennen, weil er für mich
ganz und gar nicht faszinierend ist (es steht dem Leser aber frei, dies zu
überprüfen).

*Die Persönlichkeit von Mercurius in den Griff zu bekommen ist
wahrscheinlich schwieriger als bei allen anderen Konstitutionstypen.*

Das schreibt BAILEY als zweiten Satz in seinem Kapitel über Mercurius.
Auch dieser Aussage würde ich bezüglich Jobs sofort beipflichten. Ob
allerdings z.B. Veratrum- oder Stramonium- Konstitutionstypen leichter
in ihren Persönlichkeitseigenschaften zu begreifen sind, möchte ich im

Raume stehen lassen. Möglicherweise bezieht sich BAILEY hier auf das Miasma. Möglicherweise sind syphilinische Typen schwerer zu fassen. Mercurius und Veratrum sind eindeutig syphilinisch. Bei den Nachtschatten sehe ich deutlich mehr tuberkulinische Aspekte. Und ein syphilinisches Mittel ist möglicherweise schwerer in den Griff zu bekommen als ein tuberkulinisches.

Doch zunächst einige Worte zu Mercurius aus der Mythologie. Mercurius ist die römische Variante für den Götterboten Hermes in der griechischen Mythologie. Er gilt als Schutzgott des Verkehrs, der Reisenden, der Kaufleute und der Hirten, andererseits ist er auch der Gott der Diebe, der Kunsthändler, der Redekunst und der Magie. Als Götterbote verkündet er die Beschlüsse des Zeus und führt die Seelen der Verstorbenen in den Hades.

Hermes galt als „Überbringer der Träume" und Glücksbringer („Bringer des Reichtums").

Ob der Schutzgott des Verkehrs Autos liebt, ist als recht wahrscheinlich anzunehmen, Reiselust kann bei Jobs jedenfalls nachgewiesen werden. Ein Gott des Marktes war er möglicherweise auch. Bezeichnete er sich doch früh als den „Henry Ford der Computerindustrie". Und schließlich führte er noch zu Lebzeiten Apple an die Spitze der wertvollsten Unternehmen der Welt (im Moment steuert Apple auf einen Marktwert von einer Billion Dollar hin, was bisher kein Unternehmen je erreicht hat, Stand 2017, 11/2019 liegt der Bösenwert bei fast 1,2 Billionen Dollar).

Da Hermes/Mercurius auch der Gott der Diebe ist, muss ich bei Jobs an eines seiner Lieblingszitate denken:

Picasso sagt immer: Gute Künstler kopieren, große Künstler klauen. Und wir haben schon immer schamlos große Ideen geklaut.

Man erinnere sich an eine der Episoden mit Bill Gates, wo Jobs ihm vorwarf, von Microsoft bestohlen worden zu sein. Woraufhin Gates mit seiner ausgesprochenen Gelassenheit reagierte:

Ich glaube, dass kann man auch anders sehen, Steve. Ich glaube man könnte eher sagen, dass wir beide diesen reichen Nachbarn namens Xerox hatten und ich in sein Haus eingebrochen bin, weil ich seinen Fernseher klauen wollte, um dann feststellen zu müssen, dass du mir zuvorgekommen bist.

Und als Gott der Kunsthändler lässt sich Jobs natürlich auch sehen, und zwar überall. Man denke nur an das neue Apple Gebäude (ApplePark), welches gerade fertiggestellt wird (Stand 2017), oder an die Apple Stores weltweit. Kunst und Technologie ist, wie oben mehrfach erläutert, sein Lebensprinzip.

Auch als Überbringer von Träumen und Reichtum lässt sich Jobs sehen. Hat er nicht tausende Träume von der Überbringung eines iPhones längst erfüllt? Und wieviele Mitarbeiter wurden unter seiner Führung Millionäre?

Dass Steve Jobs ein Redekünstler war, ist ebenso unbestritten, genauso wie die Tatsache, dass er "magische" Produkte (z.B. MagicMouse oder MagicKeyboard) auf den Markt brachte. Wie oft wurde ihm „magisches Denken" zugesprochen?

> *Durch seine enge Verbindung zur Alchemie wird Hermes in vielen Quellen in die Nähe der Zauberkunst gerückt und auch als Gott der Magier, Gaukler und Diebe gesehen, eben als eine Art „schelmischer Tunichtgut" (Trickster). Da seine Botschaften und Künste immer nur dem einen echten Nutzen bringen, der sie wirklich versteht, steht so mancher, der sich mit Hermes einlässt, am Ende auch mal sehr unwissend da.*
> Wikipedia.

Und wie viele von Jobs Mitarbeitern standen am Ende unwissend da (Reality Distortion Field)?

Wenn wir also den mythologischen Beschreibungen von Mercurius folgen und diese auf Jobs übertragen, muss man denken, dass Jobs die leibgewordene Variante von Hermes war. Der Gott, der auf Erden wandelt. Der Gott, der die Welt verändert.

Mercurius ist der Gott, der alle Welten, die Erde, den Olymp und auch die Unterwelt bereisen kann. Mercurius-Persönlichkeiten sind polar, einerseits haben sie magische Träume, andererseits sind sie in der wirklichen Welt.

Ständig können sie hin- und herwechseln, ihre Stimmung ist von heftigen Wechseln charakterisiert. Wie oben bei Steve Jobs beschrieben, handelt es sich stets um Extreme. Einerseits der kühle, kalkulierende, berechnende Typ, andererseits die schreiende, beleidigende und dann weinende Person. So wie Mercurius gerne bezeichnet wird: das „menschliche Thermometer".

Ihm fehlt die Mitte, ständig kann er zwischen polaren Extremen hin- und herschwanken. So ist er nicht fassbar, flüchtig, ein Medium, ein Bote.

BAILEY sagt, dass die Mercurius-Persönlichkeit sehr weit gefächert ist. Einerseits die flatterhafte, unzuverlässige Jugendliche, die leicht beeinflussbar ist (tuberkulinisch), so wie auch der pubertierende Jobs, andererseits der reife Typ, der über ein großes Maß an Weisheit und Kraft verfügen kann, womit er „Berge versetzen kann". Beiden fehlt jedoch die Mitte, man könnte von einem Defizit im Selbst (ELENDT) sprechen. Und genau das wäre als Kern der Psychodnamik von Mercurius zu deuten. Mercurius ist rasch (Ruhelosigkeit) und anpassungsfähig (allerdings nur zum Eigennutzen). Er kann äußerst schnell und mühelos verquickte Situationen meistern, dabei benutzt er/sie die ganze Bandbreite seiner/ihrer Möglichkeiten. Doch diese Breite verursacht auch Instabilität, die ebenso im defizitären Selbst liegt.

So kommt es häufig zu emotionalen Ausbrüchen ohne Schuldbewusstsein. Andererseits folgt auf den Zornesausbruch und die Beleidigungen plötzlich der Weinanfall.

Man könnte von einer gewissen emotionalen Instabilität sprechen und in der Tat findet man unter sogenannten Borderline-Persönlichkeitsstörungen (heute eher emotional-instabile Persönlichkeitsstörung genannt) gehäuft Mercurius.

Intuition ist ein weiteres wichtiges Merkmal der mercurialen Persönlichkeit von Steve Jobs. Intuitives Denken und Handeln bestimmt schon den Jugendlichen und wird sich in der Zukunft deutlich steigern. Intuitiv kann er schnell Freunde finden und genauso plötzlich auch wieder abstoßen. Dazu verhilft ihm natürlich auch sein ausgeprägter Intellekt. Wissen und Macht sind ihm sehr wichtig.

Der Mercurius-Verstand macht Schnappschüsse von der Welt vor seinen Augen, klassifiziert dann die Bestandteile des Bildes und legt es beiseite. das kann zu übereilten Entscheidungen oder Vorurteilen führen, aber auf der anderen Seite hat Mercurius oft eine rasche Wahrnehmung, dass er in unglaublich kurzen Zeit-Bits die richtigen Schlussfolgerungen ziehen kann. Der Verstand von Mercurius arbeitet schnell wie ein Computer, und er ist oft ebenso distanziert.
BAILEY.

Auch diese Worte lassen sich eins-zu-eins auf Jobs übertragen. Und im Übrigen liebt Mercurius (wie Jobs) ja auch Computer.

Die intuitiven Seiten des Mercurius-Verstandes öffnen die Interessen an Spiritualität. So begibt er sich auf die Suche und versucht sein ruheloses Gemüt mit Yoga und Meditation zu beruhigen. Bei Jobs entwickelte sich

schon sehr früh ein großes Interesse an fernöstlichen Methoden. Lebenslang praktizierte er Meditation, sein Lieblingsbuch blieb die Autobiografie eines Yogi (Paramahansa Yogananda).
Askese ist des Weiteren sehr wichtig. Das Abstellen der Essgewohnheiten ohne nennenswerte Hungergefühle kommt aus tiefer, intuitiver Überzeugung.
Oder aber extreme Diäten wie reine Rohkost oder schleimfreie vegane Ernährung. Das äußere Erscheinungsbild der Mercurius-Persönlichkeit ist logischerweise ein schlaksiger, hagerer Mensch mit langen, dünnen Gliedmaßen und gnomenhaften Gesichtszügen (BOMHARDT).
Charakteristisch auch sein stechender, bedrohlicher Blick (TÖGEL, Mercurius 1988). Heike HAMPEL spricht 2000 auf den Berliner Homöopathietagen von einem düsteren, angsterregenden, emotionslosen, hypnotisierenden Blick, der töten kann. Und genau dieser wird auch von den Biografen Jobs' des öfteren beschrieben.

Das Defizit im emotionalen Selbst rührt sehr wahrscheinlich aus seiner narzisstischen Persönlichkeitsstruktur her. Mercuriuskinder sind sehr frühreif und meistens hochbegabt, so wie Jobs. Wie oben schon berichtet, erlebte der junge Steve mit sieben Jahren von seinen Adoptiveltern, wie außergewöhnlich er sei. Wörtlich hieß es, er sei auserwählt. Hier kann sich ja nur das kindliche Selbst aufblähen.
Mit 14 Jahren dann eröffnete er seinen Eltern, von nun an allein auf dieser Welt zu sein. Mit 21 Jahren gründete er Apple, mit 23 Jahren war das arme Adoptivkind bereits Millionär.
C.G. JUNG prägte den Begriff des Puer aeternus, des ewigen Kindes, und meiner Meinung nach scheint dieser Begriff sehr gut auf Steve Jobs und seine Verhaltensmuster zu passen.

Der Puer fühlt sich als etwas Besonderes, im Allgemeinen weil seine Mutter ihn hinreißend findet und verwöhnt und so dazu beiträgt, dass er emotional infantil und von ihr abhängig bleibt. Viele Mercurius-Menschen sind als Kinder so intelligent und geistig agil, dass ihre Eltern sie für etwas Besonderes halten, BAILEY.

Als ob BAILEY die Kindheit von Jobs gekannt hätte...
Das narzisstische Selbst entwickelt sich in der Psora aus einer kritischen Carcinosinie, erlebt später eine gestörte Tuberkulinie (in der wegen dieser Störung der Narzissmus nicht relativiert werden kann), eine gestörte Sykose und mündet in der merkurialischen Syphilinie.

Steve Jobs wurde schon in der Schwangerschaft abgelehnt und mit mütterlichen Gedanken zum Schwangerschaftsabbruch und zur Adoption unbewusst gequält. Zeichen der Verlassenheit und des Liebesentzugs erklären Carcinosinum in der Kindheit.

Den Adoptiveltern Paul und Clara Jobs wurde der Säugling Steve nur mit Glück überlassen, mit der Bürde und dem Versprechen, dass er nur bei ihnen bleiben könne, wenn er später aufs College dürfe. Dieses wurde sogar vertraglich festgelegt.

Möglicherweise wurde der kleine Steve aus diesen Gründen von seinen Adoptiveltern so verwöhnt. Unannehmlichkeiten und Kritik konnte das Kind nicht vertragen. Schnell merkte Jobs, dass er seinen Eltern intellektuell überlegen war und so suchte er neue Felder der Beschäftigung. Die Schule war für ihn langweilig und er war hoffnungslos unterfordert. Schnell übersprang er eine Klasse und kam anschließend mit den älteren Klassenkameraden überhaupt nicht mehr klar. Er entwickelte sich, wie wir heute sagen würden, zum Nerd. So lernte er auch seinen Freund Steve Wozniak kennen, der ein noch größerer Nerd als er selbst war.

Wie oben gesagt, fühlt sich das Mercurius-Kind (der Puer aeternus) als etwas außerordentlich Besonderes, als etwas Auserwähltes. Es zeigt sich früh das völlig aufgeblähte Größenselbst. Er ist als Kind meist frech, respektlos und verantwortungslos. Er liebt es Streiche zu machen. Seine Experimentierfreudigkeit bringt den Jugendlichen rasch zu Alkohol und zu Drogen. Aber auch zu exessiver Musik wie The Grateful Dead, oder zum Zen-Buddhismus und zur schleimfreien Ökovegan-Diät.

Der Mercurius-Persönlichkeit geht es dabei aber nicht um eine jugendliche, pubertierende Grenzerfahrung (Tuberkulinie), nein, er möchte die Pforten der Wahrnehmung (HUXLEY) geöffnet wissen, er möchte wirklich erleuchtet sein, er ist überzeugt vom richtigen spirituellen Weg, er denkt wirklich, er sei Jesus Christus und könne die Welt verändern.

> *Die Gestalt des Puer ist eine seltsame Mischung aus Verletzlichkeit und arroganter Empfindungslosigkeit. Er hält sich für den Besten, aber er braucht Bestätigung. Er nimmt den Mund voll, ohne an die Konsequenzen zu denken, aber er ist zutiefst verletzt, wenn jemand Kritik äußert, die zutreffend klingt.*

Auch bei diesen Worten könnte man meinen, BAILEY hätte eine Steve-Jobs-Biografie gelesen (was ich nicht weiß, zumindest wird sie nicht zitiert, und selbst wenn, dann nur die erste von 1989).

Wichtig erscheint mir, dass Jobs in sich das „ewige Kind" beibehalten wird. Eigentlich ist das Kind innerlich sehr verletzlich, wurde es doch schon in der Schwangerschaft schwer gekränkt. Nun gilt seine ganze Liebe seinen Rettern (den Adoptiveltern) und somit gründet sein äußeres Gefühl von Sicherheit und Unverletzbarkeit auf der unerschütterlichen Zuneigung zu seinen Adoptiveltern. An den Teil seiner inneren Verletzlichkeit kommt er nicht mehr heran und so entwickelt er Mechanismen, wie er die beiden äußeren Pole seines Selbst (Schwarz-Weiß Denken) stärken kann. Und damit entwickelt sich Mercurius zum Extrem, er kann zum Anarchisten, Revolutionär werden. Das Macintosh-Team um Steve Jobs hatte die Piratenflagge auf dem Gebäude gehisst. *Lieber ein Pirat, als bei der Marine.* Jobs wollte seinen Angestellten einen rebellischen Geist einimpfen. Zu seinem 28. Geburtstag mietete das Team eine Werbetafel an der Straße zum Apple-Firmensitz, worauf zu lesen war:

Herzlichen Glückwunsch zum 28. Geburtstag, Steve. Der Weg ist das Ziel.-Die Piraten.

Mit 28 Jahren noch ein Kind. Wohlgemerkt ein großes und reiches Kind.

Bei Bomhardt, Scholten und BAILEY findet sich ein Bezug von Mercurius zu den Tarotkarten, insbesondere zu fünf Tarotkarten (Der Hohepriester, der Kaiser, der Narr, der Magier und die 10 Schwerter). Besonders wichtig erscheinen mir hier der Narr und der Magier, vielleicht auch noch der Kaiser und der Hohepriester.

Beim Narren erkennt man den Mercurius-Puer wieder. Ein Leben lang macht er Streiche. Aber er ist dabei kein Clown wie im Zirkus, sondern er ist der Narr, der dem König die Wahrheit sagt. Der Narr sieht alles, sagt aber nichts, bis er gefragt wird.

Es ist die Unpersönlichkeit von Mercurius, die ihn närrisch wirken lässt. Er hat in der Konversation oft nichts zu sagen, weil das Gespräch sich um persönliche Meinungen, Vorlieben und Abneigungen dreht, für die er sich nicht interessiert.
BAILEY.

So sagt er nur was, wenn es um seine persönlichen Belange geht, oder wenn er ausdrücklich gefragt wird.
Als Schüler wurde Steve Jobs als sehr kontaktscheu und schweigsam bezeichnet, konnte aber bei speziellen Themen, die ihn interessierten (insbesondere Technologie) über sich hinauswachsen.

Typisch für den Mercurius-Narren ist seine Nachlässigkeit, auch seine Verträumtheit. Diese Nachlässigkeit wurde Jobs sicherlich auch in der Affäre mit Chrisann Brennan zum Verhängnis, die dazu führte, dass Lisa geboren wurde.

„Was bist du doch für ein Narr, dass du nicht aufgepasst hast," würden die Eltern zu ihm sagen. Und was macht Mercurius: er verzerrt die Wahrheit und leugnet die Vaterschaft vehement.

Überhaupt erscheint mir Jobs Reality Distortion Field typisch für Mercurius. Immer wieder verzerrte er die Wahrheit und damit auch seine Wahrnehmung zu seinen Gunsten.

Und damit wären wir bei einer nächsten Eigenschaft von Mercurius: dem Trickster.

C. G. JUNG bezeichnete die Gestalt des Tricksters als *ein getreues Abbild eines noch in jeder Hinsicht undifferenzierten Bewußtseins, welches einer der tierischen Ebene noch kaum entwachsenen Psyche entspricht*; er stelle somit eine *kollektive Schattenfigur* dar.

> *Ein Teil von jener Kraft,*   1336
> *Die stets das Böse will und stets das Gute schafft.* [...]
> *Ich bin der Geist, der stets verneint!*
> *Und das mit Recht; denn alles was entsteht,*
> *Ist wert daß es zugrunde geht;*
> *Drum besser wär's daß nichts entstünde.*
> *So ist denn alles, was ihr Sünde,*
> *Zerstörung, kurz das Böse nennt,*
> *Mein eigentliches Element.*
> Mephistopheles (Goethe, Faust 1)

Der Trickster ist ambivalent, weder gut noch böse, aber halt sehr listenreich. Ständig kann er seine Gestalt ändern, er ist ein Gestaltenwandler. Des Weiteren gilt er als Umkehrer von Situationen, er ist ein Anarchist und Rebell (s.o.). Außerdem ist er auch ein Betrüger und Falschspieler.

Er stellt uns ein Bein, er sucht und findet uns unbewusst, er lässt uns über unsere eigenen Worte stolpern, Freudsche Fehlleistungen erbringen oder sogar lügen, wenn wir eigentlich die Wahrheit sagen wollen. Er verführt uns, den falschen Weg zu wählen.

So wie Hermes spielt er seine Streiche mit uns. Und er kommt mit seinen Streichen davon, immer ist er also erfolgreich.

Hinterhältig ist er, hinterlistig, verträgt keinen Widerspruch. Er versteht es, andere zu beeinflussen und zu manipulieren. Meistens ist er dabei erfolgreich. Und er glaubt fest, dass alles der Realität entspräche. Die

Realitätswahrnehmung ist völlig verzerrt, die Mitmenschen sind im Netz der veränderten Wahrheiten gefangen und werden selbst verzerrt. Später glauben sie selbst an diese Wahrheit. Wie ein Magier hat der Trickster seine Umwelt verzaubert, nur das er das nicht bewusst, sondern in völliger Überzeugung der Realität unbewusst tut.

Mercurius ist sehr selbstsüchtig in der Verdrehung der Realität. Seiner Umwelt gegenüber ist er argwöhnisch und misstrauisch, er geht so geschickt mit seinen Worten um, dass er seine Lügen für Wahrheit hält. Das Werkzeug der mercurialen Persönlichkeit ist, andere hinters Licht in den Schatten zu führen, ihnen das Wort im Mund herumzudrehen und sie wie Dummerchen im Regen stehen zu lassen.

Oder mit anderen Worten, sie auszutricksen. Sie sprechen mit gespaltener Zunge. Und sie können nicht nur einzelne Menschen umgarnen und verzaubern, sie können auch Massen, ja Völker verdrehen. Beispiele hierfür wären möglicherweise Adolf Hitler, Napoleon, Saddam Hussein oder Josef Stalin. Oder Che Guevara.

Oder Musiker wie Freddie Mercury von Queen und Michael Jackson. Oder Schauspieler wie Klaus Kinski oder Dennis Hopper.

Aber auch Steve Jobs vermochte mithilfe seiner Redegewandtheit und seines Reality Distortion Fields Massen zu bewegen. Seine Keynotes wurden im Internet wie Rockkonzerte gefeiert, das iPhone wurde schnell zum JesusPhone ernannt. Bis heute, acht Jahre nach seinem Tod, lebt diese Realitätsverzerrung fort.

> *Der Charakter des Tricksters verschmilzt auf der einen Seite mit dem des Narren (der unschuldigen Seite) und auf der anderen Seite mit dem des Magiers. Letzterer verfügt über eine subtile und gründliche Kenntnis davon, wie das Unbewusste arbeitet, und er kann es beliebig manipulieren.*
> BAILEY

Eine weitere Funktion des Tricksters in Mercurius-Personen ist seine Sprunghaftigkeit im Gedankengut und seine fixen Ideen. Die Schattenseite der mentalen Ausrichtung des Tricksters Mercurius.

Äußerlich kann er extrem nervös und angespannt auftreten. Eine andere Eigenschaft ist aber auch Distanziertheit und Kühle bzw. Emotionslosigkeit. Hier erkennt man wieder die bipolare Seite von Mercurius, hochgradige Distanziertheit, gefolgt von höchster Spontaneität.

Die Distanziertheit von Mercurius wirkt auf die meisten Menschen sehr verstörend. Und wenn man dazu in die kühlen, stechenden Augen blickt (man denke auch an die Augen von Jack Nicholson in "Shining" – eigentlich Stramonium!), hat man den Eindruck, ein böser Dämon würde einen durchleuchten.

So drückt sich auch die Distanziertheit in seiner Liebe zu elektronischen Maschinen bzw. überhaupt zur Technologie aus. Hier scheint Mercurius einen Spiegel seines Selbst zu finden, vor allem wenn sich Bilder schnell und unpersönlich bewegen. So ist auch das Medium des Films für Mercurius der große Favorit. Der extrem rastlose, ruhelose Geist von Mercurius verlangt ständig nach neuen Anregungen. Laut Bailey liebt er besonders Science-Fiction Filme und identifiziert sich hier mit Aliens, offenbar, weil er sich selbst als fremdartig erlebt.

> *Wir neigen zu der Vorstellung, dass Außerirdische mental sehr weit entwickelt und emotional distanziert sind, und genauso fühlt sich Mercurius,*
>
> so BAILEY.

Laut Pamela R. TYLER gehört Mercurius zum Luftelement. Jobs fehlt das Erdelement, obwohl Hermes bequem zwischen den Welten hin- und herwandern kann. Das Erdelement ist aber für unsere Bodenständigkeit letztendlich verantwortlich, beim Luftelement fehlt diese Verbindung. Deswegen hat es auch keine richtige Beziehung zum Körper, Autoaggressionen und Selbstverstümmelungen kommen vor. Auch hier haben wir wieder den Bezug zur Borderline-Persönlichkeit.

Insgesamt fühlt sich die mercuriale Persönlichkeit fremd und anders in dieser Welt. Sie fühlt sich besonders, nicht so richtig von dieser Welt. Außerdem spürt sie eine Überlegenheit den Mitmenschen gegenüber. Missverstanden zieht sie sich aus der Realität zurück und wird dadurch einerseits recht einsam und andererseits zum Misanthropen.

Eine Beziehung zu einer Mercurius-Person stellt sich als äußerst schwierig heraus und kann nur unter zahlreichen Entbehrungen und verständnisvoller Aufmerksamkeit funktionieren. Die massiven, unkontrollierten Stimmungswechsel gilt es auszuhalten, die emotionale Leere gilt es zu füllen. Mercurius fasziniert zwar einerseits, ist für den Partner aber total anstrengend. Dass Beziehungen deswegen scheitern, ist für Mercurius Realität und führt letztendlich zu weiterem Rückzug aus der Wirklichkeit. Die Einsamkeit nimmt zu, die Schattenwelt wird dunkler, Todessehnsüchte kommen auf. Hier wird es Aurum, seinem Nachbarn im Periodensystem, ähnlich. Todessehnsucht und Neigung zum Selbstmord sind allerdings bei Mercurius längst nicht so ausgeprägt wie bei Aurum.

Die Distanziertheit, die Einsamkeit und die Außergewöhnlichkeit von Mercurius führt dazu, dass sie alles analysieren, mit extrem scharfem

Verstand. Aber in dieser Analyse finden wie oben beschrieben, massive Fehler in der Realitätswahrnehmung statt. So tut sich Mercurius sehr schwer, Gleichgesinnte unter den Menschen zu entdecken, was ihn wiederum noch einsamer macht. Kein Wunder, dass man in der Gesellschaft vom Nerd spricht. Wahrscheinlich finden sich unter den Nerds so einige Mercurius-Persönlichkeiten.

Meist empfindet er sich selbst als entweder über oder unter anderen Leuten stehend, und entsprechend verhält er sich. Infolgedessen kann er niemanden auf seiner eigenen Ebene treffen. [...] Er wirkt als Spiegel. Wie Skakespeares Narr spiegelt er andere Menschen wider, aber er kann keine Beziehung zu ihnen entwickeln. Nur wenn die Liebe wächst, kann Mercurius wieder Anschluss an die Menschheit finden, und einige bemühen sich erfolgreich darum,
SO BAILEY.

Laurene Powell brachte diese Stabilisierung in Jobs Leben. Sie war die Basis, sie war die Sykose für die letzten äußerst erfolgreichen syphilinischen 14 Jahre seines Lebens, konnte allerdings auch nicht seine Pankreascarcinom-Erkrankung verhindern, da Mercurius sich letztendlich einfach nicht ändern lässt. Außerdem sind sie auch nicht gewillt, sich zu ändern. So wie Steve Jobs, der nach Bekanntwerden der Diagnose seinen Lebensstil nicht ändern konnte und wollte. Mercurius ist sich in seinem Narzissmus sicher, alles richtig zu machen. Eher machen alle anderen etwas falsch.
Und dieser Starrsinn, dieser Größenwahn, alles richtig zu sehen, ist für die Angehörigen und Freunde der Mercurius-Person von größter Anstrengung und erfordert so viel Geduld und Ausdauer.
Dass das aufgeblähte kindliche Ego, die Gewissheit schon früh Eltern und Lehrern überlegen zu sein zu Größenwahn führt, ist leicht verständlich. Sie denken wirklich, sie seien die Besten, die Größten. Sie halten sich für unbesiegbar. Das macht die späteren Diktatoren aus (s.o.). Im alltäglichen Leben verhalten sie sich aber auch wie Diktatoren, so wie Steve Jobs in seinen Unternehmen. Die Leitung und Führung hatte stets er selbst.
Beleidigumgen, Beschimpfungen und Kränkungen seiner Mitarbeiter, aber auch von Freunden, oder in der Familie gehörten zur Tagesordnung. Ein „frecher Rotzlöffel" blieb er sein Leben lang, hatte aber auf verrückte Weise Erfolg mit seinem Verhalten und keinerlei Schuldgefühle deswegen. Heute konnte er einen Mitarbeiter wegen irgendeiner Kleinigkeit entlassen, nur um ihn morgen wieder wegen einer anderen Kleinigkeit wieder

einzustellen. Ständige Grenzerfahrungen prägten sein Leben und den Umgang mit Familie und Mitarbeitern. Die physikalischen und chemischen Effekte der Instabilität von Quecksilber finden sich im übertragenen Sinne in seiner Persönlichkeit wieder. Wenn wir ein Thermometer zerbrechen, entdecken wir, dass Mercurius irgend so etwas zwischen fest und flüssig ist. Es scheint sogar so, als könnte sich das Metall nicht entscheiden, wo es hingehört, zum festen oder zum flüssigen Zustand, und genau dieser Effekt ist bei Mercurius-Personen zu beobachten. Diese Instabilität äußert sich zum Beispiel in dem Symptom Weinen wechselt ab mit Lachen. Oder aber Zorn und Weinen, oder aber die Tatsache, dass KENT Mercurius als „lebendes Thermometer" bezeichnet hat. Einmal ist ihm kalt, dann sucht er Wärme, ist ihm dann warm, verlangt er nach Kälte. Immer gibt es nur polare Extreme.

Laut VITHOULKAS gibt es eine Grundidee für Mercurius: Mangel an Reaktionskraft in Verbindung mit instabiler oder unzureichender Funktionsfähigkeit.

Der gesunde Organismus besitzt ein Abwehrsystem, das ihn gegenüber körperlichen und emotionalen Umwelteinflüssen wirkungsvoll in stabilem Gleichgewicht hält. Bei Mercurius ist diese Reaktionskraft geschwächt, so dass der Organismus in seinen Funktionen schwankt und an Stabilität verliert, so VITHOULKAS.

Quecksilber nimmt sozusagen alle äußeren Reize auf, kann keine angemessene Abwehr zeigen und entwickelt daraufhin Symptome. So wäre z.B. die allgemeine Reizbarkeit erklärbar. Deswegen findet sich Mercurius auch in den meisten Aggraviert-durch-Rubriken. Aber im Gegensatz dazu steht es nur bei sehr wenigen "Besserung durch"-Rubriken.

Aufgrund dieser extremen Empfindlichkeit weist der Mercurius-Patient nur eine sehr geringe Toleranzbreite gegenüber allen störenden Einflüssen auf, SO VITHOULKAS.

Diese Empfindlichkeit, Ruhelosigkeit und Reizbarkeit erklärt letztendlich auch die ausgeprägte Impulsivität. Viele Arten von krankhaften Impulsen sind möglich. So der plötzliche Impuls zu schlagen oder gar zu töten. Man könnte also von unkontrollierten Übersprungshandlungen sprechen. Es fehlt die kontrollierende, beruhigende Instanz. Hier ist Mercurius mit Nux vomica und Platin verwandt.

Auch gewisse rituelle Zwangshandlungen kommen vor. Daraus kann dann eine Art von Besessenheit bis hin zum Wahn sich entwickeln. Über den Größenwahn von Jobs wurde oben schon mehrfach gesprochen. Mercurius findet sich bei insgesamt 84 Wahnidee-Rubriken. Desweiteren bei 13 Wahnsinn-Rubriken.

Auf Steve Jobs treffen die meisten dieser Rubriken allerdings nicht zu. Möglicherweise hat ja auch seine Frau Laurene das aufgewühlte Gemüt von Jobs entsprechend stabilisieren können, so dass es nicht zur Entwicklung dieser Wahnsymptome kommen konnte. Besessenheit in allen Lebensbereichen wäre wohl das Hauptsymptom zwanghaften Verhaltens, welches beinahe wahnhafte Züge angenommen hat. Nun ja, und Besessenheit kann sich schnell zum Größenwahn entwickeln. Schon als Kind hatte Steve Jobs die Sachen durchgesetzt, die ihm wichtig waren, wegen der ihm innewohnenden Distanziertheit brauchte er sich keine Gedanken über die Gefühle anderer machen, sein aufgeblähtes Ego wurde von einem hohen Intellekt und seinen medialen Fähigkeiten gespeist und so musste sich allmählich die Fantasie von einer hochgestellten Persönlichkeit entwickeln. Gekrönt wurde das Ganze dann, wie oben beschrieben, mit seinem Auftritt 1979 als Jesus Christus zu Halloween.

Sich für eine Person zu halten, die unbesiegbar ist, „magisches Denken", sich für einen Magier zu halten, wären hier die entsprechenden Schlagworte.

Und eine so hochgestellte Person (wie im Tarot der Kaiser oder auch der Magier, oder wahrscheinlich selbst der Narr) ist ohne Schuldgefühle arrogant, egoistisch, argwöhnisch und beleidigend. Reue ist ihm eher fremd. Fehler zuzugeben fällt schwer.

Bei BOMHARDT steht Mercurius vierwertig bei *Direktheit, Gerechtigkeit* und *Wahrheit*. Direktheit und auch Gerechtigkeit wurden oben schon erläutert. Die Wahrheit ist bei Jobs sein Reality Distortion Field. Wahrheit wird zurechtgedreht und da dürfen dann auch Lügen benutzt werden, die aber nicht als Lügen empfunden werden. Unter den dreiwertigen Themen finden sich dann die oben angesprochene Anarchie, die Grenzüberschreitungen, die Intensität, der Idealismus. Die Suche nach Wahrheit, um die Welt zu verändern, die Welt besser zu machen. Und genau das war Steve Jobs' ständiges Bestreben.

BOMHARDT listet als Vergleichsmittel Arsen, Carcinosinum und Plutonium nitricum. Insbesondere Carcinosinum überrascht mich doch sehr. Und dennoch hatte ich Carcinosinum als Hauptmittel für den jungen Steve repertorisiert. Und wie oben bereits beschrieben, lässt sich das carcinosinische Miasma aufgrund von Frühst- und Frühtraumatisierungen belegen. Carcinosinum ist sicherlich das Hauptmittel des carcinosinischen Miasmas, währenddessen Mercurius eindeutig als syphilinisch zu bezeichnen ist.

Auch Arsenicum als Vergleichsmittel finde ich schwierig. Arsenicum kommt aus miasmatischer Sichtweise vielleicht Mercurius nahe, ist m.e. als Übergangsmittel Sykose-Syphilinie zu erachten. Aber in der Psychodynamik sehe ich doch größte Unterschiede der beiden Mittel.

Plutonium nitricum als "Endzeitmittel" ist auch syphilinisch. Hier gibt es viele gemeinsame Rubriken (insgesamt 93 gemeinsame von insgesamt 300 Rubriken).

Als weiteres Komplementärmittel finden wir bei BOMHARDT Aurum metallicum (laut Andreas KRÜGER, Mercurius 1989).

Dem möchte ich auch beipflichten, sehe aber auch viele Unterschiede. Ein wesentlicher Unterschied, vielleicht der wesentliche Unterschied, ist die Abscheu vor dem Leben bei Aurum. Es findet sich eine wesentlich depressivere Persönlichkeit als bei Mercurius. Das Defizit im Selbst (ELENDT) ist bei Aurum nicht so vorhanden. Die bipolare, extreme Ausrichtung zeigt sich bei Aurum nicht so. Trotzdem stehen die Mittel sich nicht nur im Periodensystem sehr nahe.

Die wesentlichen Vergleichsmittel zu Mercurius ergeben sich aus der Analyse von Steve Jobs. An erster Stelle wäre hier Veratrum album zu nennen. Aber auch Nux vomica und die Nachtschattengewächse wären als Pflanzenmittel zu nennen, entfernt vielleicht noch Lycopodium. Als mineralische Vergleichsmittel neben Aurum und Platinum halte ich Causticum und vielleicht noch Phosphorus sowie Sulphur für wichtig. Medorrhinum, Tuberculinum und Syphilinum als Nosoden. Lachesis (überhaupt Schlangenmittel) sind Vergleiche aus dem Tierreich.

Die Differenzierung der einzelnen Mittel kann sehr schwierig sein. Hier hilft sicherlich die miasmatische Einordnung.

Zu Phosphor ist die mercuriale Distanziertheit ein wichtiges Unterscheidungsmerkmal, ebenso zu Lycopodium. Auch hat Mercurius nicht die spontane Strahl- und Leuchtkraft von Phosphorus. Das Gefühl des Scheiterns ist bei Aurum und Platinum deutlicher.

Die mercuriale Rastlosigkeit scheint mir bei Mitteln wie Tuberkulinum und Syphillinum ausgeprägter, Mercurius kann sich eher anpassen.

Veratrum album ist für mich ein überzogenes, ja beinahe paranoides Mercurius (ähnlich Stramonium). Obwohl Mercurius in der Rubrik "Gemüt - Angeber" zu finden ist, unterscheidet es sich doch deutlich von Mitteln wie Lycopodium oder Nux vomica. Bei diesen zwei Mitteln geht es um mehr oder weniger bewusstes Protzen im tuberkulinischen Sinne, Mercurius denkt und weiß, dass es was Besonderes, Außergewöhnliches ist und hat es somit überhaupt nicht nötig, damit anzugeben. Ich bin so wie ich bin, schlichtweg und einfach gut. Hier unterscheidet sich Mercurius auch vom sulphurischen Angeber. Das psorische Sulphur setzt sich mit seinem willensstarken Ich einfach durch, duldet keinen Widerspruch. Sulphur kommt an erster Stelle, es diskutiert bis zum Umfallen und wirkt auf seine Umgebung hochmütig und arrogant.

Mercurius diskutiert zwar auch, der Unterschied zu Sulphur ist aber, dass Mercurius die Wahrheit derart verdreht, dass sein Gegenüber diese als wirkliche Realität wahrnimmt und folglich klein beigibt, obwohl er/sie möglicherweise im Recht gewesen wäre.

Das sulphurische Ich will aus sich heraus Recht haben, das mercuriale Ich ist sich einfach sicher, im Recht zu sein. Sulphur ist in der Lage dieses zu differenzieren, Mercurius eben nicht. Beide übertreiben, nur Sulphur ist es bewusst. Und so ist es auch bei den anderen tuberkulinischen Mitteln.

Aus dem Gesagten lässt sich BAILEYs Äußerung, dass Mercurius ein faszinierender Typ sei, sehr gut nachvollziehen.

Anhang: Gesamtrepertorisation Steve Jobs

1	Gemüt - Selbstsucht, Egoismus	65
2	Gemüt - Überprüfen - zweimal oder öfter kontrollieren; muß alles	15
3	Gemüt - Raserei, Tobsucht, Wut - anfallsweise	19
4	Gemüt - Tadelt andere	63
5	Gemüt - Hochmütig, arrogant	135
6	Gemüt - Wahnideen - erleuchtet; er sei	1
7	Gemüt - Exzentrizität, Überspanntheit	67
8	Gemüt - Widerspruch - Neigung zu widersprechen	77
9	Gemüt - Autos - liebt Autos	11
10	Gemüt - Aktivität - Verlangen nach - kreativer Aktivität, kreativer Schaffensdrang	60
11	Gemüt - Intellektuell	34
12	Gemüt - Ungeduld	247
13	Gemüt - Ehrgeiz - erhöht, vermehrt, sehr ehrgeizig - Mittel ein; setzt alle erdenklichen	3
14	Gemüt - Fluchen	92
15	Gemüt - Gedanken - zwingend, nötigen ihn, etwas zu tun	45
16	Extremitäten - Gehen - barfuß - gerne barfuß; geht	1
17	Gemüt - Protestiert, erhebt Einspruch	7
18	Gemüt - Ruhelosigkeit - treibt umher	49
19	Gemüt - Reizbarkeit, Gereiztheit - mißtrauisch	3
20	Gemüt - Anarchist - Revolutionär	1
21	Gemüt - Manipulierend	11
22	Gemüt - Gewissenhaft, peinlich genau in bezug auf Kleinigkeiten	115
23	Gemüt - Computer - liebt	8
24	Gemüt - Entschlossenheit	25
25	Gemüt - Wahnideen - Überlegenheit, von	31
26	Gemüt - Diktatorisch	62

27	Gemüt - Ichbezogenheit, Selbstüberhebung	55
28	Gemüt - Stimmung, Laune - wechselnd, wechselhaft	133
29	Gemüt - Widerspruch - verträgt keinen Widerspruch	127
30	Gemüt - Geschäftig	105
31	Gemüt - Tadelsüchtig, krittelig	148
32	Gemüt - Heftig, vehement	134
33	Gemüt - Geschäftig - muß in geschäftiger Tätigkeit sein	6
34	Gemüt - Beschimpfen, beleidigen, schmähen - beleidigend	23
35	Gemüt - Reizbarkeit, Gereiztheit - leicht	34
36	Gemüt - Gehen - hin und her, geht	3
37	Gemüt - Beachtung; schenkt allgemeinen Regeln keine	14
38	Gemüt - Launenhaftigkeit, launisch	153
39	Gemüt - Eigensinnig, starrköpfig, dickköpfig	155
40	Gemüt - Unverschämtheit	48

	merc.	verat.	sulph.	lach.	lyc.	nux-v.	plat.	ars.
	31/ 39	26/44	25/45	25/42	22/47	22/43	21/40	21/35
1	1	2	2	1	1	2	3	1
2	-	-	-	-	-	-	-	1
3	-	2	-	-	-	-	-	-
4	3	3	1	3	3	2	-	3
5	1	3	3	2	2	1	4	1
6	-	-	-	-	-	-	-	-
7	-	1	1	3	3	1	1	1
8	2	1	1	3	3	3	-	2
9	1	-	-	-	-	-	-	-
10	-	-	2	2	2	-	-	-
11	1	1	3	1	1	1	1	-
12	1	1	4	2	2	3	2	2

13	-	2	-	-	-	-	1	-
14	1	2	1	-	-	2	-	2
15	1	1	1	2	2	2	2	2
16	-	-	-	-	-	-	-	-
17	1	-	-	1	1	-	-	1
18	1	1	-	2	2	1	1	2
19	1	-	-	-	-	-	-	-
20	3	-	-	-	-	-	-	-
21	-	-	1	1	1	-	-	-
22	1	1	3	1	1	2	1	4
23	1	-	1	-	-	-	-	-
24	1	1	1	1	1	3	-	-
25	1	-	-	-	-	-	2	-
26	2	1	2	1	1	1	2	1
27	1	2	2	2	2	2	3	-
28	1	2	2	-	-	-	3	1
29	1	2	1	1	1	3	2	1
30	1	2	2	2	2	1	-	1
31	2	3	3	2	2	2	2	3
32	1	2	2	2	2	3	1	1
33	-	1	-	-	-	-	-	-
34	1	1	-	3	3	1	-	-
35	1	-	-	1	1	-	1	-
36	1	-	-	-	-	-	-	-
37	1	-	1	-	-	-	1	-
38	2	1	2	1	1	2	3	2
39	1	1	2	1	1	3	1	2
40	1	4	1	1	1	2	3	1

Nachwort des Verfassers

Ein Wort, mit dem man mich manchmal beschreibt, ist "mercurial". Vom oder in Bezug auf den Planeten Merkur oder unter dem Planeten Merkur geboren. Charakteristisch für jemanden mit unberechenbaren Stimmungsschwankungen. Wenn wir jetzt im Thesaurus herunterscrollen, sehen wir, dass das Gegenwort dazu saturnine lautet. Aber was heißt das? Mit einem einfachen Doppelklick können wir das Wort sofort nachschlagen, und da steht es: Kühles und unbewegtes Wesen. Reagiert und ändert sich nur langsam. Finsterer oder mürrischer Charakter. Na ja, ich glaube, alles in allem ist mercurial wohl doch nicht so schlecht.

(Steve Jobs, bei der Präsentation des NeXT Cube)

Hier bezeichnet sich Steve Jobs selbst als merkuriale Persönlichkeit und die homöopathische Analyse bestätigt dies ja auch. *Charakteristisch für jemanden mit unberechenbaren Stimmungswechseln* passt selbstverständlich genau zu ihm. Interessant ist nun aber, ob Marie Curie zur saturninen Persönlichkeit passen könnte.

Saturn steht – gleichsam als Antagonist zu Jupiter – für das ernste, begrenzende und eher schwere Prinzip in der menschlichen Psyche (unter Saturnismus versteht man eine Bleivergiftung). So wie der Planet Merkur dem Quecksilber, so wird Saturn dem Blei zugeordnet.

Plumbum (Blei) steht in der Homöopathie z.B. für Schwerfälligkeit, Schwere, Stagnation, Langsamkeit und auch Schwäche. Ein Beispiel für eine Plumbum-Persönlichkeit ist die uralte Morla aus Michael ENDES Unendlicher Geschichte.

Kühles und unbewegtes Wesen. Reagiert und ändert sich nur langsam passt sehr gut zum Mittel Plumbum. *Finsterer oder mürrischer Charakter* passt aber auch sehr gut zu Marie Curie und damit zu Causticum.

Insbesondere die Themen Traurigkeit, Verzweiflung und Schwäche passen zum saturninen Bild. Auch der starre, teilnahmslose Blick und die überwiegend graue, farblose Kleidung Marie Curies sind saturnin.

Die Mittel Mercurius und Causticum unterscheiden sich stark voneinander und sind doch komplementär.

In der Miasmatik findet sich Mercurius in der Syphilinie, währenddessen Causticum sich eher in der Sykose wohl fühlt, welche Mercurius meidet.

So wie Marie Curie und Causticum sehr schnell nach kurzer Psora und Tuberkulinie in die Sykose gehen und sich dort sichtlich wohlfühlen, ist die Sykose für Mercurius und Jobs eher fremdartig. Viel wohler fühlt er sich da in der Tuberkulinie und Syphilinie, hier kann das gewordene Jobs-Ich Extreme austesten und ausreizen. Die Sykose ist eher ein fremdes Terrain, das es sich zu umgehen lohnt.

Sowohl Steve Jobs wie auch Marie Curie haben in der Psora eine gewisse Zuwendung erhalten, die ihr Ich erstarken ließ. Beide kommen aber auch aus einer problematischen Carcinosinie.

Die Entwicklung beider verläuft dann aber beinahe konträr. So wären viele der Charaktereigenschaften von Jobs bei Curie undenkbar und doch gibt es aber auch Ähnlichkeiten. Insbesondere die revolutionären Ambitionen beider sind in gewisser Weise vergleichbar und doch auch wieder konträr. Beide entwickelten bzw. entdeckten revolutionäre Produkte.

Bei beiden handelt es sich um Genies, wenngleich doch auch um sehr verschiedene. Beide haben anders gedacht, beide sind fasziniernd, so wie die entsprechenden ihnen zugehörigen homöopathischen Arzneimittel.

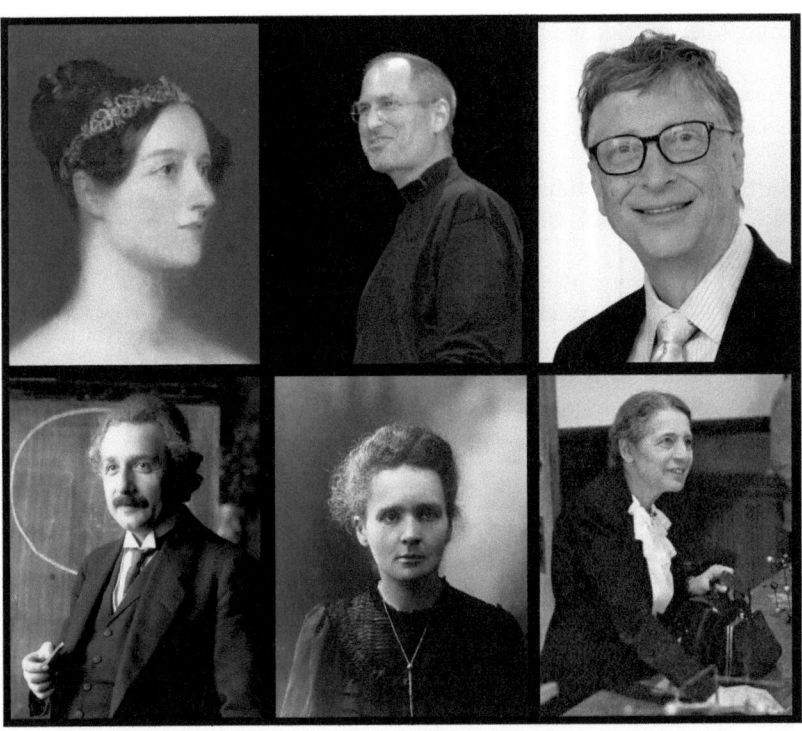

Literatur:

Bailey, P.: Psychologische Homöopathie, München 1998

Bomhardt, M.: Symbolische Materia medica, Version 3.5, Berlin 2014

Curie, E.: Madame Curie. Eine Biographie, Frankfurt am Main 1952

Curie, M.: Pierre Curie with autobiographical notes by Marie Curie, New York 1923

Curie, M.: Selbstbiografie, Hagen 2016

Elendt, D.: Psychodynamik homöopathischer Arzneimittel unter Berücksichtigung der Miasmen, Band 1-4, Norderstedt 2011-2018

Elendt, D.: Die sogenannten chronischen Krankheiten. Homöopathische Miasmen als Enwicklungsphasen der Persönlichkeit, Norderstedt 2004

Ende, Michael: Die unendliche Geschichte, Stuttgart 1979

Goldsmith, B.: Marie Curie: Die erste Frau der Wissenschaft, München 2011

Hartland, J.: Steve Jobs. Das wahnsinnig geniale Leben des iPhone Erfinders, Frankfurt am Main 2015

Hirsch, P.C.: Nymph()maniac, in: Homöopathie und... Eine Schriftenreihe, ein Glasperlenspiel. Dritte Ausgabe: Wallenfang, G., Hirsch, P.C., Elendt. D.: Lars von Triers Melancholie-Zyklus, Norderstedt 2015

Isaacson,W: Steve Jobs. Die autorisierte Biografie des Apple-Gründers, Gütersloh 2011

Isaacson,W: The Innovators, London 2014

Jung, C.G.: Zur Psychologie der Tricksterfigur, in: C.G. Jung: Gesammelte Werke, Band 9/1, 465 und 469, Düsseldorf 1995

Klibansky, R., Panowsky, E., Saxl,F.: Saturn und Melancholie. Studien zur Geschichte der Naturphilosophie und Medizin, der Religion und der Kunst, Frankfurt am Main 1990

Mertens, E.: Klippen weiblicher Adoleszenz, Frankfurt am Main 2007

Nash, E.B.: Leitsymptome in der homöopathischen Therapie, Heidelberg 2001

Novelli, L.: Marie Curie und das Rätsel der Atome, Würzburg 2008

Phatak, S.R.: Homöopathische Arzneimittellehre Göttingen 1998

Quinn, S.: Marie Curie. Eine Biographie von Susan Quinn, Frankfurt am Main und Leipzig 1999

Sankaran, R.: Das andere Lied. Die Entdeckung des parallelen Ich, Kandern 2009

Sankaran, R.: Die Empfindung in der Homöopathie, Kandern 2005

Sankaran, R.: Struktur. Erfahrungen mit dem Mineralreich, Band 2 Mumbai 2009

Schadwinkel, A.: Marie Curie 100 Seiten, Stuttgart 2007

Schlender,B., R. Tetzeli: Becoming Steve Jobs. Vom Abenteurer zum Visionär; München 2015

Seidel, C.: Und für mich ist es das ganze Leben, das auf dem Spiel steht..., Halle an der Saale 2011

Steiner, G.: Warum Denken traurig macht. Zehn mögliche Gründe, Frankfurt am Main 2006

Steinhäuser, G., Elendt, D.: Homöopathie und... Eine Schriftenreihe, ein Glasperlenspiel, Band 6: Die Unendliche Geschichte, Norderstedt 2018

Tyler, M.L.: Homöopathische Arzneimittelbilder Göttingen 1993

Frans Vermeulen; Konkordanz der Materia Medica; Haarlem 2000

Vithoulkas G.: Essenzen homöopathischer Arzneimittel, Höhr- Grenzhausen 2002

Young, J.S.: Steve Jobs. Der Henry Ford der Computerindustrie, Düsseldorf 1989

Young, J.S., W.L. Simon: Steve Jobs und die Geschichte eines außergewöhnlichen Unternehmens, Frankfurt am Main 2005

Benutzte Softwareprogramme:

Radar 10 (Steve Jobs)
Radar Opus Version 2.2.12 (Marie Curie)

Abbildungsverzeichnis

Umschlag: Dieter Elendt, unter Verwendung eines Fotos von Marie Curie, eines Fotos von einem Iphone und der Farben des "Think different"-Logos (Siehe Seite 89)

Frontispiz: Giuliano Montisci, unter Verwendung des bekannten Stiches von Dürer "Melencolia I". Herzlichen Dank für die Abdruckgenehmigung!

Seite 9: Marie Curie als junge Frau
Seite 10: der Vater Wladislaw Sklodowski
Seite 10: die Mutter Bronislawa Sklodowska
Seite 13: die Familie Sklodowski von links nach rechts Maria, Wladislaw, Bronia und Helena
Seite 14: Marie als Kind
Seite 20: Marie und ihre Schwester Bronia
Seite 30: Pierre Curie
Seite 45: Marie Curie mit ihren Töchtern Éve und Irène
Seite 48: Paul Langevin
Seite 73: Marie Curie Denkmal Warschau
Seite 89: Steve Jobs
Seite 96: Blue Box
Seite 101: Apple Logo 1977
Seite 130: Imac
Seite 133: Ipod
Seite 163: Genies. Abgebildet sind: Ada Lovelace, Steve Jobs, Bill Gates, Albert Einstein, Marie Curie, Lise Meitner.

Die verwendeten Bildquellen sind als gemeinfrei deklariert.

Anschrift des Verfassers:

Patrick C Hirsch
Körnerstr. 11b
59423 Unna
patrickhirsch@mac.com

Anschrift des Herausgebers:

Dieter Elendt
Caserio El Miradero 24
38434 Icod de los vinos
Teneriffa/Spanien
crotaluscascavella@icloud.com

Kontakt zu "Anonymus":

Über den Herausgeber

Der Limerick. Beispiele einer textkritischen Analyse vom Blickwinkel der pekuniären Homöopathie
Teil 7: Geld

von Anonymus

> *Der Lohn eines Homöopathen*
> *War wahrhaft fürstlich geraten.*
> *Nur war halt nichts drin*
> *Und es macht keinen Sinn,*
> *Kohle XM zu verbraten.*

Reden wir also einmal über Geld und lassen wir die formale und homöopathische Analyse dieses Limericks beiseite! Eine kleine Bemerkung zum Beginn:

Der Limerick erinnert an eine Anekdote aus jener Zeit, als Homöopathen gelegentlich noch mit Naturalien bezahlt wurden: Ein Patient hatte dem Homöopathen eine Wurst mitgebracht, diese aber immer wieder geteilt und jeweils die Hälfte selbst gegessen. Was übrig blieb (nichts[6]) präsentierte er dem Homöopathen mit der Bemerkung, das sei doch wohl angemessen für ein Arzneimittel in infiniter Verdünnung.

Aus der Sicht der Homöopathie-Gegner hat dieser Patient zweifellos Recht, wenn man davon absieht, dass sowohl Arzt wie auch Hersteller des Arzneimittels Zeit investiert haben und dafür ein Honorar fordern dürfen (es sei denn, die Herstellung und Verordnung von homöopathischen Arzneimitteln sei verboten und eine Straftat[7], was aber bisher nicht der Fall ist).

Wohl sehen es aber die Homöopathie-Gegner so, indem sie gelegentlich behaupten, Homöopathen seien Betrüger. Die Argumentation ist teilweise sogar nachvollziehbar: Ein Kilogramm Zucker kostet im Supermarkt ca. einen Euro. 10 g eines homöopathischen Arzneimittels, in dem der ur-

---

[6] Oder vielleicht doch ein Duft nach Knoblauch und Geräuchertem, etwas Geistiges sozusagen, wie zu Hahnemanns Zeiten teilweise noch gedacht wurde? Und auch ohne den Duft könnte schon allein die <u>Vorstellung</u> dieser Wurst die Speicheldrüsen des Arztes anregen.

[7] Schließlich dürfen Geldfälscher und Mörder für ihre Taten auch kein Honorar fordern, was ich persönlich in Ordnung finde – wenngleich, um ehrlich zu bleiben, im zweiten Fall wesentlich mehr als im ersteren. Der geneigte Leser wird alsbald sehen, was ich damit meine.

sprüngliche Stoff nicht mehr enthalten ist, kosten – sagen wir einmal wegen der leichteren Rechnung – 10 Euro. Das ist das Zehntausendfache für den gleichen Stoff, auch wenn es noch nicht wirklich viel Geld ist. Aber wenn es nun nicht nur um den stofflichen Wert ginge[8]? Und nicht einmal um den Stoff[9]? Dass es im Leben nicht immer nur um den stofflichen Wert geht, mögen viele der Leserinnen gern zugeben. Es gibt andere Werte, die nicht unbedingt mit Stoffen zu tun haben mögen (auch wenn sie manche "Gehirnforscher" gern auf das Stoffliche reduzieren möchten).

Die zweite Frage ist dann aber tatsächlich die nach dem Lohn. Nach dem angemessenen Lohn bzw. dem angemessenen Honorar. Wenn es so wäre, dass sich der Lohn nur nach dem Stofflichen bemessen sollte, dürften z.B. Psychotherapeuten womöglich überhaupt kein Honorar mehr erhalten[10]. Weiterhin stellt sich die Frage, was denn ein fürstliches Honorar wäre. Ich habe versucht, mich im Internet zu informieren, bin aber mangels wirklichen Interesses gescheitert. Die wenigen Zahlen, die ich da sah, machten mir sehr deutlich, dass das Honorar eines Homöopathen weit jenseits des Fürstlichen liegt. Ich habe dann auch aufgegeben, mir über Angemessenheit Gedanken zu machen[11]. Homöopathen bekommen Geld und Chirurgen, die gern Operationen am Knie ausführen, bekommen Geld. Wäre es so, dass einer von beiden (oder beide) das tun, obwohl sie wissen, dass dem Patienten damit nicht geholfen wird, so wäre von Betrug zu reden, was auch tatsächlich gelegentlich bei beiden Beispielen behauptet wird. Die Verfasser von solchen Behauptungen wären gut beraten, wenn sie sich über den Unterschied zwischen Betrug und Irrtum informieren würden. Irren können wir uns alle (was bekanntlich auch der Igel meinte, als er von der Klobürste stieg). Bei Betrug sieht es wesentlich differenzierter aus.
Was hat das alles aber mit den zwei Personen zu tun, über die Patrick C Hirsch in diesem Bändchen berichtet?

---

[8] Man könnte in diesem Zusammenhang auch fragen, was der stoffliche Wert eines Iphone ist oder der eines Gramms Radium oder der eines Menschen.
[9] Ich rede hier bewusst nicht von "Substanz", sondern von "Stoff". Und ich rede auch nicht von Drogen.
[10] Hingegen wären Auftragskiller womöglich adäquat bezahlt (für die Verwendung von messbaren Mengen Blei), wobei ich allerdings auf die Fußnote Nr. 7 verweise. Andere *Reisende in Blei* (ich verzichte hier einmal auf die Angabe der Quelle, denn demjenigen, der diesen Film nicht kennt, ist nicht mehr zu helfen) wären hingegen völlig unterbezahlt. So ungerecht ist die Welt!
[11] Vielleicht nur so viel: Dass ein Radiologe ein höheres Honorar erhält als ein Psychotherapeut oder Homöopath, ist nachvollziehbar, denn irgendwann müssen sich ja seine sauteuren Maschinen amortisieren.

Sollte man Steve Jobs vorwerfen, dass er mit seinen Produkten Geld verdient hat (sehr viel Geld, so viel Geld, dass es unvorstellbar erscheint) und dass er das auch wollte?
Sollte man Marie Curie bescheuert finden, weil sie ihre bedeutenden Entdeckungen völlig unabhängig von pfuinanziellen Interessen gemacht hat? Meine Antwort auf beide Fragen ist ein klares Nein[12]. Ich vermute, dass Patrick C. HIRSCH ähnlich denkt.

Es bleibt noch die Frage nach dem "Nichts drin" in Bezug auf Kohle. Ich erspare mir hier, das wörtlich auf die vier homöopathischen Kohle-Mittel Adamas, Carbo animalis, Carbo vegetabilis und Graphites zu beziehen, weil es sich ja offenbar bei dem Limerick-Wort "Kohle" um eine Alltagsbezeichnung für Geld handelt[13].
"Kohle XM" kann man auf zweierlei Weise betrachten (wobei in beiden Fällen die römischen Zahlzeichen – wie bei Homöopathen üblich – falsch gebraucht werden). Erstens könnte "Kohle XM" bedeuten, dass es sich um 10.000 Einheiten (also z.B. Dollar oder Euro) handelt. Das wäre nicht schlecht, das hätte jeder gern in der Tasche, wobei MM deutlich besser wäre. Aber – und das geht deutlich aus dem Limerick hervor – ist wohl die XM-Potenz (Verdünnung) gemeint. Der 10^{10000}ste Teil eines Euros unterliegt bestimmt nicht mehr der Bankenpflicht und ist wertlos.
Es ist also tatsächlich nahezu unmöglich, das zu "verbraten", es sei denn, es wäre etwas an der Homöopathie dran...

Aber auch wenn wir nach der ersten Betrachtungsweise jene zehntausend Euro in der Tasche hätten, könnten wir uns fragen, was denn da "drin" ist. Dieses Geld besteht aus Papier und ein paar Farbpigmenten (oder sogar nur aus ein paar Datensätzen). Es ist reine Konvention (oder reine Information), dass wir dem bedruckten Papier Wert zumessen.
Auch dieses Büchlein besteht nur aus Papier und ein paar Farbpigmenten (oder sogar nur aus einer Datei)[14].

Möge es ihm ähnlich ergehen wie dem Geld!

---

[12] Das bedeutet nicht, dass ich nicht gewisse Geschäftspraktiken von Apple bedenklich fände.
[13] Interessant wäre hingegen die Untersuchung, was es mit dem homöopathischen Mittel "TDM Muelleri" (ein potenzierter Tausendmarkschen) auf sich hat. Insbesondere würde sich die Frage stellen, was denn TDM von T€ und T$ unterscheidet.
[14] Nebenher bemerkt: Im Jahre 1900 erschien eine Schrift von Julius MÖBIUS: "Über den physiologischen Schwachsinn des Weibes" 1903 erschienen Otto WEININGERS "Geschlecht und Charakter" und Marie Curies "Recherches sur les substances radioactives". Alle drei bestehen "nur" aus Papier und Druckerschwärze.

Nach Golde drängt,
Am Golde hängt
Doch Alles. Ach wir Armen!

Goethe, Faust 2802 ff

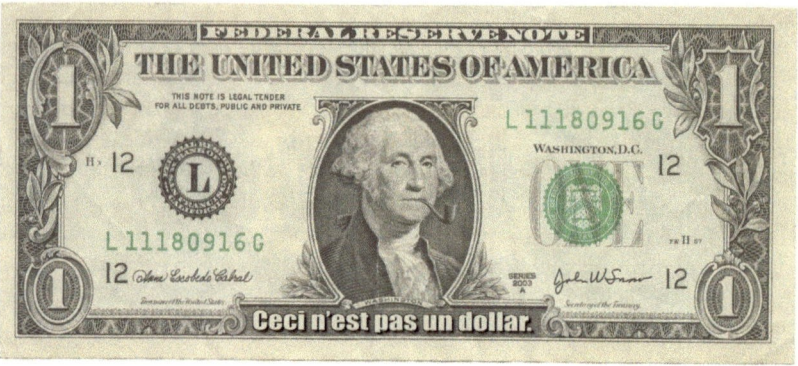

Bitte nicht ausschneiden und nicht aufheben! Kann nicht zur Bezahlung Ihres Homöopathen verwendet werden!